KB125962

암

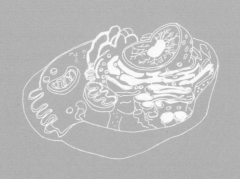

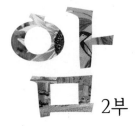

암 2부

김준서

동천

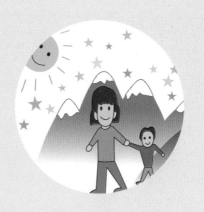

헌정사

나는 암에 대한 이 두 권의 책을
사랑하는 나의 어머니에게 바친다.
어릴적부터 나에게 성경말씀과 사랑에 대해
가르침을 주신 어머니께
진심으로 가슴 깊게 감사드린다.
이 가르침이 나의 삶을 밝게 했듯이
이 책을 읽는 독자들의 마음을
따뜻하게 밝혀주기를 바란다.

우주보다 큰 사랑과 햇빛보다 따뜻한,
하늘보다 넓은 사랑을 가르쳐 주신
어머니는 나의 영원한 선생님이십니다.

마음 아플 정도로..
어머니를 사랑하는 아들 바침

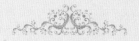

감사의 글

평생을 가족을 위해 헌신하신 아버지께 진심으로 감사드린다.

제가 이 책을 쓸 수 있도록 끝까지 옆에서 지켜봐주고 격려해 준 사랑하는 아내 은경에게 감사한다. 존경하는 장인 어른과 사랑이 많으신 장모님의 보살핌에 감사드린다.

믿고 따라준 동생 준현과 성희에게 고맙다. 큰 처남 현수님과 아래 처남 진수에게 감사한다. 사랑하는 착하고 성실한 아들 성민과 마음이 따뜻한 딸 상아에게 고맙다.

조근호 선생님, 이승원 원장님, 조남경 선생님에게 감사드린다.

오랜 친구 광우, 원기, 승범, 래경 그리고 홍우에게 고맙다.

좋은 친구 범석과 영규가 고맙다. 매일 아침 서툰 그림임에도 격려해 주신 지인들과 친구들 그리고 병원 식구들에게 감사한다.

김금정 내과 과장님과 도와주신 원영숙 복지사님, 그리고 이아로 실장님께 감사드린다.

끝으로 이 책이 만들어지도록 이끄신 하나님께 감사드린다.

2016. 11. 김준서

머리말

인사이드 아웃 신호 전달 경로 이론(Inside out signaling pathway theory)에서는 우리가 믿는 신념에서 만들어지는 단백질이 인체에 미치는 영향에 대해 기술한다.

행복에 이르는 길 '용서'에서는 이웃을 용서함으로 자신을 용서하는 방법을 배우게 된다. 사람은 자신을 사랑하는 정도 이상은 이웃을 사랑할 수 없다.

예수님께서 '자신을 사랑하는 것 같이 이웃을 사랑하라'는 말씀을 주셨다. 내가 내 자신을 사랑하지 않는다면 남도 나를 사랑하지 않을 뿐 아니라 나도 남을 사랑할 수 없음이다. 이 우주에 사랑보다 더 강한 치유 에너지는 없다.

2부에서 나오는 루돌프 슈타이너 선생님의 〈인지학〉, 〈빛의 힐링〉의 바바라 앤 브렌넌, 아잔 브라흐마 스님의 〈선정에 드는 법〉 등은 우리 모두가 사랑의 의식에 이르고자 서술하였다.

사랑의 의식에 이르면 그때 오는 행복감과 내적 평정은 나를 치유한다.

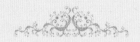

빛과 어둠이 같이 할 수 없는 것 같이 사랑의 빛은 미움과 슬픔, 죄 의식 같은 어둠을 마음에서 몰아낸다.

우리의 신경과 뇌는 온전히 기능하기 시작하고 면역력은 암을 이길 수 있게 된다.

응용근 신경학(Applied Kinesiology), 동양 의학(한의학(Oriental medicine)), 척추신경의학(Chiropractic medicine), 산소의 중요성, 미토콘드리아, 기억, 자아, 물질세계의 법칙, 리만 제타함수 등에 대해 기술하였다.

사랑은 오래 참고
사랑은 온유하며 시기하지 아니하며
사랑은 자랑하지 아니하며
교만하지 아니하며
무례히 행하지 아니하며
자기의 유익을 구하지 아니하며
성내지 아니하며
악한 것을 생각하지 아니하며
불의를 기뻐하지 아니하며
진리와 함께 기뻐하고
모든 것을 참으며
모든것을 믿으며
모든 것을 바라며
모든 것을 견디느니라

고린도전서 13:4~7

저희가 놀라고 무서워하여

그 보는 것을 영으로 생각하는지라

예수께서 이르시되 어찌하여 두려워하며

어찌하여 마음에 의심이 일어나느냐

내 손과 발을 보고 나인 줄 알라

또 나를 만져보라

영은 살과 뼈가 없으되

너희 보는 바와 같이 나는 있느니라

누가복음 24장 37~39절

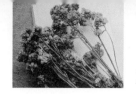

1, 2, 3장

차 례

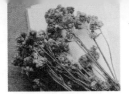

4장

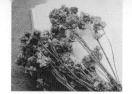

5장

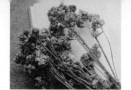

7, 8장

_9장_

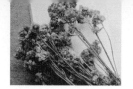

10, 11장

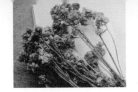

12, 13, 14장

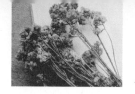

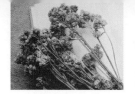

16, 17, 18장

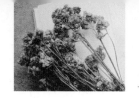

19, 20장

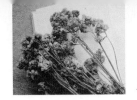

20장

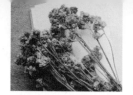

20장

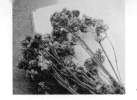

21, 22장

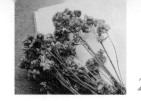

23, 24장

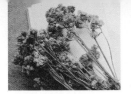

25장

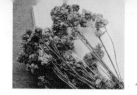

26, 27장

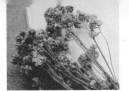

28, 29장

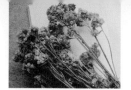

30, 31장

처음부터 황당무계한 발상이 아니라면
실현 가능성이 전혀 없는 것은 아니다
- 알버트 아인슈타인 -

Insideout pathway theory

-김 준 서 -

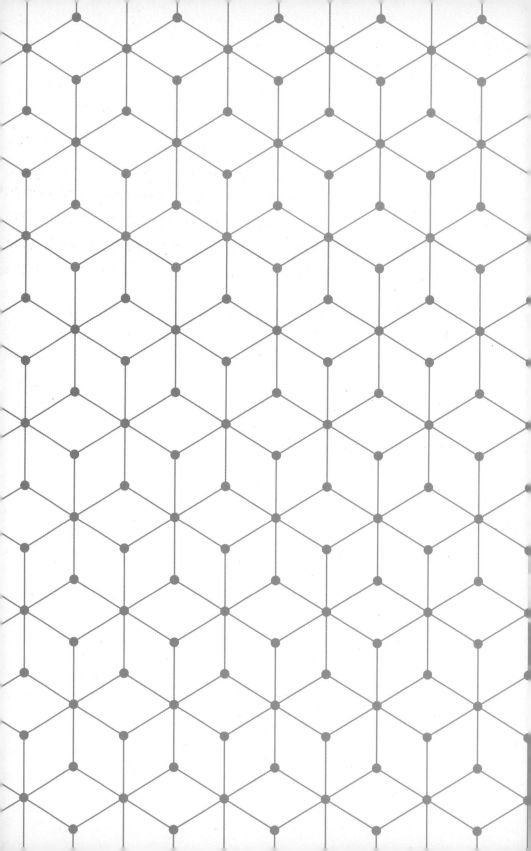

제 1장

암과 에너지

· 세포 하나하나는 자기 자신의 축소판이다
· 인간은 전자기 에너지로 이루어져 있다

세포 하나 하나는 자기 자신의 축소판이다

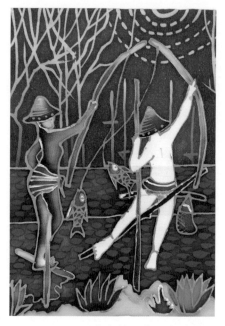

약 60조 개의 세포가 모여 한 사람이 된다. 세포 하나에서 시작하여 한 개체가 된 것이다. 세포를 알려면 세포로 이루어진 사람을 알면 된다.

세포 내의 핵은 인간의 뇌로 보는 것이맞다. 세포 내의 미토콘드리아는 인간의 심장이다. 뇌는 신경계의 본체로 생각을 만들고 의식을 생성한다.

낚시하는 베트남 사람들

자신의 가치관에 의하여 세상을 판단하고 자신의 의식 상태로 세상을 본다. 가치관과 의식은 기억에 기초하여 생성된다. 의식상태가 결정되면 여기에 따라 심장이 영향을 받는다.

예를 들어 의식상태가 사랑에 있는 사람과 분노에 있는 사람을 비교해보면 사랑의 의식을 가지고 있는 사람은 어떤 상황에 처하든 어떤 사건에 접하든 좋은 점만을 보게 되고 항상 기쁜 마음을 갖게 된다. 분노의 의식을 갖는 사람은 어떤 상황이나 사건에도 잘못된 점에 초점을 맞추어 화를 내게 된다.

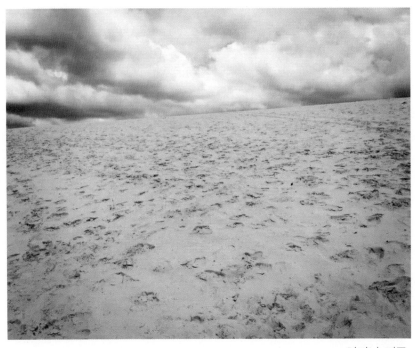

기쁜 마음에서 내는 심장의 에너지장과 분노에서 발생하는 심장의 에너지장은 다르다. 암 세포가 발생하는 상황을 보면 분노의 의식 상태에서 생기는 생각과 감정은 세포핵의 원암 유전자(Proto-oncogene)가 작동하여 암 유발 단백질을 만드는 것과 같다. 분노 의식 상태에 있더라도 무의식인 심장의 에너지가 손상 받지 않는 다면 전 개체는 항상성을 유지할 수 있다. 하지만 반복되는 분노는 커져가고 결국 심장의 에너지까지 손상받게 되서 개체의 항상성은 무너져 내린다. 세포핵 내의 원암 유전자(Proto-oncogene)가 작동하여 암 발현이 시작되었더라도 미토콘드리아의 기능이 정상으로 유지된다면 세포는 암 세포로 변하지 않는다.

하지만 미토콘드리아의 기능 즉 세포의 심장의 기능까지도 손상 받을 정도가 되면 세포는 암 세포로 변하게 된다. 심장의 에너지는 사랑의 에너지이다. 사랑의 의식이 커질수록 심장의 에너지는 강해진다. 사랑의 의식이 커질수록 미토콘드리아의 기능이 강해진다. 미토콘드리아는 ATP를 만들어내고 P^{53}(암억제단백질)을 작동시켜 세포를 보호한다.

산소와 반응하는 미토콘드리아는 체내 산소포화도에 영향을 받는다. 평정이 깨질수록 그런 사건에 내가 심하게 반응 할 수록 나의 호흡은 변하고 체내 산소 포화도가 떨어지는 횟수가 늘어간다. 심장(Mind)이 다쳐가는 정도로 미토콘드리아도 아파지고 이것은 암 발생의 시작이다.

인간은 전자기 에너지로 이루어져 있다

인간은 전자기 에너지(Electromagnetic force)를 사용한다. 생각도 전자기 에너지를 발생하고 마음도 전자기 에너지를 발생한다. 2001년도 스티븐 스필버그 감독이 만든 A.I.(Artificial Intelligence)라는 영화에서는 주인공 아이로보트가 인간 어머니를 다시 만나고 싶어 피노키오를 인간으로 만들어준 푸른 요정에게 어머니를 만나게 해 달라고 데이빗(아이로보트 이름)은 수 백년을 기도하다가 전원이 꺼진다.

그 후 오랜시간이 지나 지구에 나타난 외계인들은 데이빗이 수백년을 기도했던 것을 알고 감동하여 데이빗 호주머니에 있던 어머니의 머리카

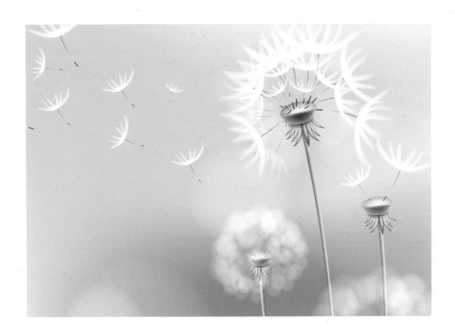

락과 우주에 퍼져있는 어머니의 생각과 마음 등의 전자기 에너지를 다시 끌어와 데이빗이 하루 동안이라도 어머니를 만나게 해 준다. 이 영화에서 인간의 생각과 마음, 행동 등에서 유발된 전자기 에너지는 수명이 무한대여서 우주에 퍼져 있다는 과학적 이론에 근거한 엔딩을 하고 있다. 우주인들이 데이빗이 전원이 꺼지기 전의 마음과 행동, 생각과 말들을 우주에 퍼져있는 전자기 에너지를 통해 알았듯이 어머니의 전자기 에너지도 그들의 과학력으로 찾아내어 데이빗의 소원을 이루어준다. 생각과 말 그리고 마음과 행동에서 만들어지는 에너지파는 없어지는 것이 아니라는 것은 우리가 건강을 생각할 때 중요한 대목이다. 요즈음 같이 스마트폰으로 많은 생각과 마음이 서로에게 영향을 주는 시대도 없었다. 그만큼 자신의 에너지 장을 잘 살펴서 지켜나가야 하는 시대인 것이다.

제 2장

우리는 보는 것을 믿는 것이 아니라
믿는 것을 본다

· 인사이드 아웃 신호전달경로 이론
  (Insideout signaling pathway theory)

인사이드 아웃 신호전달경로 이론(Insideout signaling pathway theory)

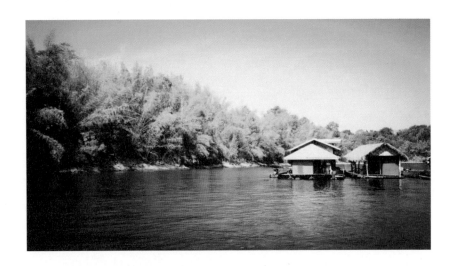

2012년도 노벨 화학상은 우리 몸의 세포들이 자신의 외부 상황을 감지하여 반응하는 메카니즘을 알아낸 두 명의 과학자에게 수여된다.

듀크대학교(Duke university) 로버트 레프코위츠 교수(Robert Letkowitz)와 스탠퍼드 대학교(Stanford university)의 브라이언 코빌카(Brian kobilka)교수는 생명체의 가장 최소구성단위인 세포는 세포 밖의 상황을 세포막(cell membrance)에 존재하는 G 단백질 결합 수용체(G protein coupled receptor GPCR)를 통하여 마치 눈이 빛을 감지하듯이 세포 밖의 상황을 감지하여 세포 내로 세포 밖의 상황에 맞게 신호전달 체계를 활성화 하게 된다는 것을 밝혀내게 된다. 포유 동물의 세포 내에는 G단백질 결합 수용체가 약 800여 가지 정도 존재한다.

예를 들어 우리 몸 안에 있는 대식세포(Macrophage)가 멀리 떨어져 있는 외부 병원균을 알아 차리고 그 외부 병원균으로 접근하려면 외부 병원균을 인지하여 그곳으로 이동할 수 있어야 한다. 이 감각 센서가 G 단백질 결합 수용체(G protein coupled receptor GPCR)이다.

G 단백질 결합수용체(G protein coupled receptor, GPCR)는 우리가 먹는 약의 경우 약에서 발생하는 신호를 받아들여 세포 내로의 신호전달이 일어나게 한다. 기억(Memory)은 반드시 감정(Emotion)을 동반한다. 감정(Emotion)이 없는 기억은 만들어 질 수 없기 때문이다. 슬픈 기억의 단백질, 기쁜 기억의 단백질, 화를 야기한 사건에 대한 기억 단백질, 행복했던 때의 기억이 있었던 단백질 등 정말 여러 종류의 감정기억 단백질이 존재하고 이 단백질들이 인체의 세포에 미치는 영향은 다 다르다.

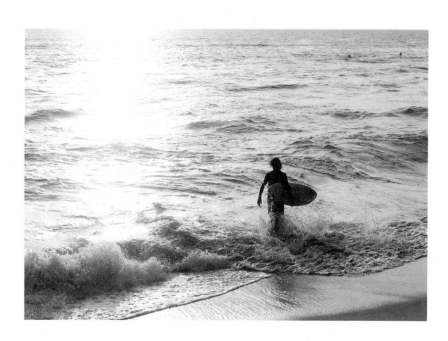

2015년도에 개봉된 월트 디즈니에서 제작한 영화 '인 사이드 아웃 (Inside out)' 이라는 영화는 전 세계적 흥행에 성공한다. 이 영화는 같은 사건이라도 다른 감정으로 반응 할 수 있다는 것을 보여준다.

영화 속 내용을 보면 기쁨(Joy), 슬픔(Sadness), 공포(Fear), 분노 (Anger), 혐오(Disgust)라는 인간이 가지고 있는 대표적 감정의 캐릭터들이 우리 마음속에 존재하면서 우리가 살아가면서 겪는 사건들에 대해 반응하며 기억들을 만들어 가고, 그 기억들에 의해 가치관이 형성되는 내용을 담고 있다. 핵심 기억이 생겨나고 그것에 의해 신념의 섬이 만들어진다. 그리고 그것에 따라 개체가 외부에 대해 반응하게 된다. 세포가 자신이 원하는 신호를 외부에서 받아들여 세포의 신호 전달 체계를 작동시

킨다. 우리의 감정에 의한 기억들도 마찬가지로 외부에서 같은 종류의 감정을 일으키는 신호를 포착한다.

슬픈 기억은 슬픔 에너지를 끌어들이고, 기쁜 기억은 기쁨 에너지를 끌어들인다. 인사이드 아웃 신호전달경로 이론(Insideout signaling pathway theory)은 안에서 밖으로 신호를 보내 자신이 원하는 신호를 받아들이는 이론이다.

우리는 사랑이라는 기억 단백질, 행복이라는 기억 단백질 그리고 건강이라는 단백질을 만들어 외부에서 사랑, 행복, 건강의 신호를 받아들여 자신을 사랑과 행복이 충만하고 건강한 존재로 만들어 가야 한다.

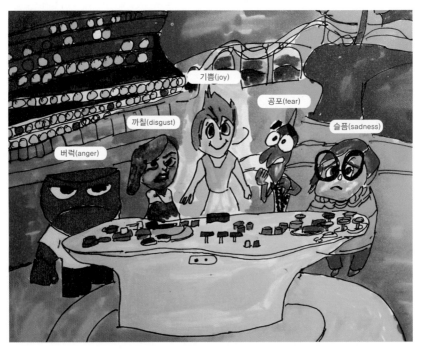

디즈니의 인 사이드 아웃(Inside out)

제 3장

암의 다양성

· 다치바나 다카시의 〈암, 생과 사의 수수께끼에 도전하다〉
· 암 환자 수만큼 서로 다른 암이 존재한다
· 암은 변이가 DNA에 축적되고 변이와 변이 사이에
　많은 연결이 이루어지면서 발생한다

다치바나 다카시의 〈암, 생과 사의 수수께끼에 도전하다〉

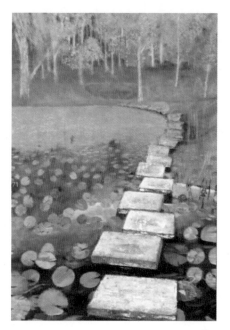

박지순 님 作

다음은 《암, 생과 사의 수수께끼에 도전하다》라는 다치바나 다카시라는 분의 책에서 나온 글이다.

"개개인의 암은 놀랄 정도로 다 다르다. 암은 지나칠 정도로 개성이 강하다. 같은 유방암이라도 환자 A와 환자 B는 전혀 다르다. 마찬가지로 환자 A의 폐암과 환자 B의 폐암은 전혀 다르다."

암환자 수 만큼 서로 다른 암이 존재한다

극단적으로 말하면 거의 환자 수만큼 서로 다른 암이 있다고 생각하면 될 것이다. 왜 그렇게 제각각이냐 하면 암이라는 질병은 본질적으로 그 사람의 유전자에 축적된 변이에 의해 생기기 때문이다. 그 환자 개인의 역사를 반영한 것이다.

그러므로 환자 A의 암과 환자 B의 암이 서로 다른 병태가 되는 것은 당연한 일이다. 이 세상에 똑같은 암은 없다. 최근 의학계 전반에 맞춤형 의료의 필요성이 자주 제기되고 있지만 암이야말로 맞춤형 의료가 가장 필요한 질병이다.

암은 변이가 DNA에 축적되고 변이와 변이 사이에 많은 연결이 이루어지면서 발생한다

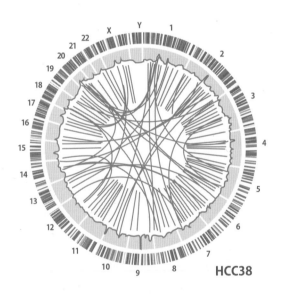

유방암 세포의 유전자 이상 지도
(제공: 영국 생어연구소)

〈암, 생과 사의 수수께끼에 도전하다〉에서 발췌

이것은 유방암 환자의 DNA를 해독하고 그것을 표준적인 인간 게놈과 비교했을 때, 어디에서 어떤 변이가 발견됐는지를 한 장의 도면으로 표현했다. 바깥쪽 원 주위에 바코드처럼 나열된 것이 환자의 DNA 배열이다.

그 배열과 배열을 연결하는 가는 선들이 보일 것이다. 이 가는 선들은 DNA 배열에 변이가 생긴 장소끼리의 연결 상태를 보여주고 있다. 이것을 봐도 암의 본질을 알 수 있다.

암은 그 사람의 DNA에 많은 변이가 축적되고 그 변이와 변이 사이에 많은 연결이 이뤄지면서 발생한다. 암이 유전자 변이의 축적으로 일어난 것은 이전부터 알고 있었지만 변이가 이렇게 많을 거라고 상상한 사람은 아무도 없었다. 변이의 수는 사례마다 다르지만, 많은 경우는 환자 당 수십만 개에 이른다.

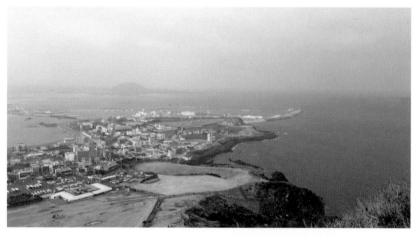

성산일출봉에서 바라본 바닷가 마을

제 4장

암을 이기려면 심장과 혈관 그리고 사랑 에너지를
강하게 하라 - 운동의 중요성

· 혈관은 전류가 흐르는 전선같다
· 혈관 내에서 순환하는 백혈구 세포는 단백질 분자를 만들어
  몸의 상태를 뇌로 전달한다
· 뇌의 전자기파와 심장의 전자기파는 서로 간섭하거나 공조한다
· 사랑의 전자기 에너지
· 운동의 중요성 - 뇌와 신경조직은 움직임을 위해 진화하였다
· 운동은 만병통치약이다
· 운동은 유산소 운동과 무산소 운동으로 나뉜다
· 신비한 미토콘드리아(Mitochondria)와 ATP
· 미토콘드리아는 암을 이긴다
· 유산소 에너지 생산인 미토콘드리아는
  무산소 에너지 생산보다 에너지 생산효율이 훨씬 좋다
· 올바른 자세 - 지구의 중력에 적응하기

혈관은 전류가 흐르는 전선같다

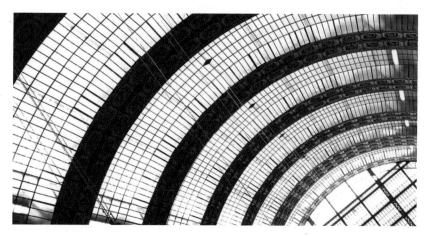

무제

'우리 인체의 혈관들은 전류가 흐르는 전선처럼 작용한다'라는 이론이 있다. 말초 혈관들이 뇌로 몸의 상태에 대하서 정보를 전달하게 된다. 인체 내 장기에 퍼져있는 혈관들이 뇌로 각 장기에 대한 정보를 전달한다.

혈액 내의 백혈구 세포들에서 만들어지는 단백질 분자들로부터 정보를 전달받는다는 이론이다. 미국의 척추신경의사(Chiropractor)로 응용근신경학(Applied Kinesiology)의 대가인 데이비드 리프(David Leaf) 박사가 주장하는 이론이다.

30년 이상의 임상경험과 수많은 연구, 강연으로 지금까지도 왕성히 활동 중인 데이비드 박사는 인체 내의 혈관들이 마치 전류가 흐르는 전선같다는 이론을 내놓았다.

혈관 내에서 순환하는 백혈구 세포는
단백질 분자를 만들어 몸의 상태를 뇌로 전달한다

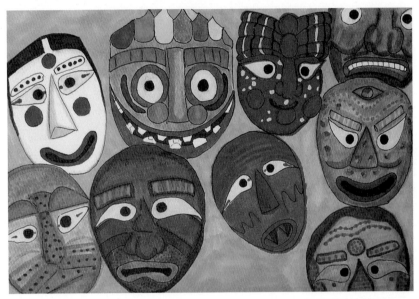

탈

혈관 내에서 순환하고 있는 백혈구 세포(White blood cell)들이 몸의 상태를 뇌로 단백질 분자를 만들어 정보를 전달한다. 근육이 약해지는 경우에 근육내혈관도 같이 약해지게 되어 혈관을 통해 전달되는 정보가 원활하지 않게 된다.

우리가 운동을 통해 근육의 상태를 좋게 만드는 것이 혈관을 건강하게 한다. 이것은 각 장기와 뇌의 연결 상태를 좋게 하는 것이다. 뇌와 장기의 연결이 원활히 되면 장기의 이상에 대한 정보를 뇌로 전달하여 뇌로부터 개선명령을 받는다.

뇌의 전자기파와 심장의 전자기파는 서로 간섭하거나 공조한다

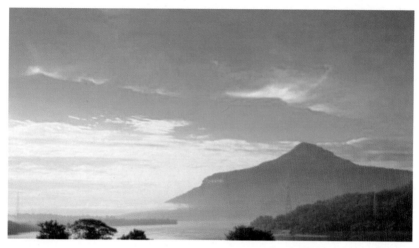

하늘과 산 그리고 바다

감정에 따라 변하는 뇌의 전자기 파동은 심장의 전자기파와 합쳐져서 전신에 전달된다.

사랑(Love), 슬픔(Sadness), 분노(Anger), 반감(Antipathy), 공감(Sympathy), 무기력(Lethargy) 등의 감정이 생기면 이것은 심장에 영향을 주고, 전자기장을 만들어 장기로 보내게 되고, 전신에 퍼져있는 60조 개의 모든 세포에 전달한다.

이때의 전자기 파장은 생체 주변 공간으로 퍼져 나간다. 뇌의 전자기파(의식)와 심장의 전자기파(무의식)는 서로에게 영향을 미친다. 이것은 다시 전신의 세포의 자기장과 반응한다.

사랑의 전자기 에너지

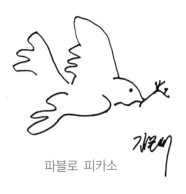

파블로 피카소

따라서 사랑의 감정, 치유의 감정을 가지면 심장의 전자기파와 공조 되어 전신의 세포로 사랑의 전자기파, 치유의 전자기파를 보낸다.

이렇듯 심장에서 발생하는 전자기파는 주위에 있는 사람들의 뇌파에 전달된다. 가까이 있을수록 서로 접근하면서, 가까워질 때 전자기 신호는 잘 전달된다. 패러데이의 전자기 유도법칙(Faraday's law of electromagnetic induction)은 전류가 흐르는 곳은 자기장이 발생하고, 자기장이 변하면 전류가 발생한다는 것이다. 사랑이라는 감정의 높은 에너지의 자기장은 혈관 속 혈류를 강하고 힘차게 움직인다.

운동의 중요성 – 뇌와 신경조직은 움직임을 위해 진화하였다

운동의 중요성은 아무리 강조해도 지나침이 없다. 인간의 뇌와 신경조직은 움직임을 위해 진화하였다. 움직임이 있어서 기능을 하게 되고, 뇌와 신경조직이 자신의 기능을 잘 유지할 수 있고, 그것이 되어야 건강을 지키고, 향상시킬 수 있다.

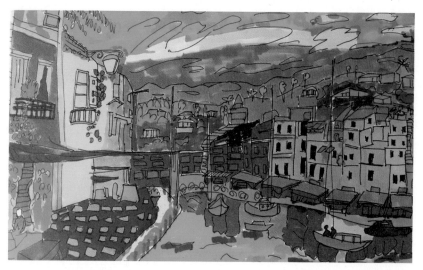

강가의 배

　움직임에 관여하는 신경로는 뇌에서부터 척수로 내려가 말단의 근육의 움직임을 조절하게 되는데 피질척수로, 적핵척수로, 전정척수로, 그물척수로, 소뇌척수로 등 여러 개의 신경로가 서로 협동하여 움직임을 조절한다. 그 중 그물척수로를 보면 그물형성체에서 척수를 통하여 움직임에 관여하는 것인데 그물형성체는 감정과 의식, 자율신경계와 상호 소통하며 반응하게 된다.

운동은 만병통치약이다

　움직임을 통해서 감정의 조절도 가능해지고 자율신경계가 조절되어 소화기능이 개선되고 혈액 순환도 좋아지고, 통증이 개선된다.

운동은 유산소 운동과 무산소 운동으로 나뉜다

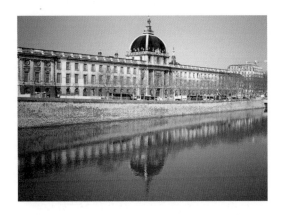

운동을 유산소 운동과 무산소 운동으로 나눌 수 있는데 걷는 운동인 유산소 운동과 뛰는 운동과 근력 운동의 무산소 운동은 다 같이 중요한 운동이다.

신비한 미토콘드리아(Mitochondria)와 ATP

근육에는 근섬유세포들이 있고 그 근섬유세포에는 미토콘드리아(Mitochondria)라는 소기관이 존재한다. 미토콘드리아는 산소를 이용하여 에너지를 만들어 내는 발전소 역할을 하는 세포내 소기관이다.

우리가 먹는 음식물은 단백질, 지방, 탄수화물로 이루어져 있는데 영양분이 체내에서 지방이나 다당류인 글리코겐으로 저장되어 있다가 인체가 필요로 하는 에너지를 만들어 내기 위해 이 영양소를 이용하게 된다.

ATP라는 물질이 발생하고 이것을 사용하여 모든 움직임인 운동, 생각, 감정, 순환 같은 인체 내에서 일어나는 현상을 발생시키게 된다.

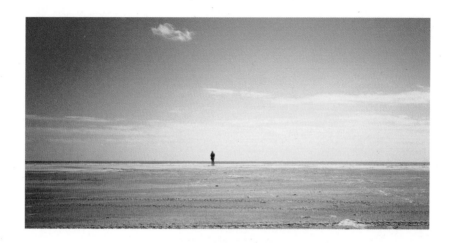

　자동차가 움직이려면 연료가 있어야 움직일 수 있듯이 우리가 먹은 음식물은 ATP로 변하고 이것을 이용하여 살아가게 된다.

　미토콘드리아가 개입된 ATP 생산은 같은 양의 영양분으로 많은 ATP를 발생시키게 되고 이 미토콘드리아가 개입되지 않고도 ATP를 만들어 낼 수 있는데 이때는 ATP 양이 상대적으로 너무 적게 만들어진다. 이 미토콘드리아라는 세포 내 소기관은 모든 세포 내 다 존재하는 기관이다. 특히 근육세포에 많이 존재하고 있는데 우리가 운동으로 이 미토콘드리아의 수를 늘려갈 수 있다.

미토콘드리아는 암을 이긴다

　미토콘드리아는 세균같이 적당한 조건이 형성되면 그 수가 많이 늘어날 수 있다.

유산소 에너지 생산을 하는 미토콘드리아는
무산소 에너지 생산보다 에너지 생산효율이 훨씬 좋다

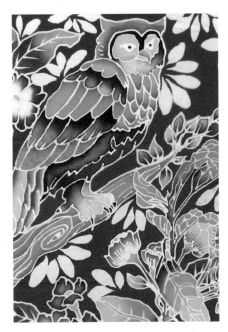
부엉이와 나무

암이 발생되면 이 암 세포에서는 미토콘드리아를 이용한 에너지 생산보다는 해당 작용이라는 세포질 내 근형질이라는 곳에서 에너지 생산을 하게 된다.

세포질에서의 에너지 생산은 미토콘드리아가 개입되지 않은 무산소 에너지 생산으로 에너지 생산 효율성이 감소하여 더 많은 영양분을 필요로 하게 된다.

그렇지 않아도 잘 먹지 못하는 암 환자들을 영양실조에 걸리게 되는 상황으로 내몬다. 운동을 하게 되면 세포 내에 미토콘드리아가 제 기능을 하게 되어 더 많은 ATP를 만들어 내게 된다. 이것이 세포가 활기를 띠고 건강해지는 가장 좋은 방법이다.

운동의 효과는 셀 수 없이 많다. 인체는 운동을 함으로 다음번 운동 시에 몸의 상태를 준비하게 된다. 계속적인 몸의 변화 뿐 아니라 에너지장의 확장과 힘을 가져오게 된다.

올바른 자세 − 지구의 중력에 적응하기

제대로 된 근육의 발달을 가져오려면 올바른 자세에 대해 알고 있어야 한다. 우리가 서 있을 때의 올바른 자세는 체중이 뒤꿈치 위에 실려야 한다. 양 발을 45° 정도 벌리고 다리는 어깨 넓이 정도 벌리고 선다.

어깨에는 힘을 빼고 뒤쪽으로 젖히지 않은 상태에서 아래로 늘어뜨리고, 양팔은 어깨에 매달린 상태를 유지하며, 흉곽(chest, 가슴)의 하부는 숨을 들이쉴 때 옆으로 팽창시키고 내쉴 때는 아래로 내린다.

가장 중요한 것은 머리가 약간 앞쪽 위쪽으로 두어야 한다. 숙이거나 젖히지 말고 목을 길게 빼지도 말고 앞쪽 위쪽으로 두는 것이 중요하다.

손등은 약간 전방으로 엄지는 내측으로 향하며 팔꿈치는 외측으로 구부린다. 무엇보다도 중요한 것은 움직임의 중심인 단전을 지구의 단전인 핵과 연결시키고 지구의 에너지와 공명하면서 자세를 잡는다. 그리고 모든 움직임은 단전에서 시작하는 것을 명심한다.

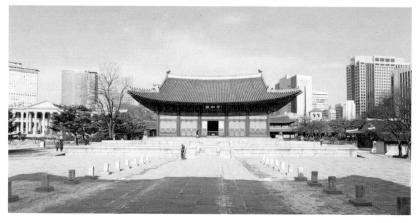

경복궁

제 5장

빛과 산소는 암을 치유한다

· 좌뇌(Left brain)와 우뇌(Right brain) 그리고 분비선들
· 빛의 송과선은 생명을 주관하는 뇌의 핵심분비샘이다
· 송과선은 세로토닌, 멜라토닌 그리고 갑상선 호르몬을 분비한다
· 갑상선 호르몬은 생명유지에 가장 중요한 호르몬이다
· 체온은 대사작용과 면역력에 중요하다
  − 최소 36.5~37℃가 유지되어야 한다
· 멜라토닌은 피부의 색을 정해준다 − 백인, 황인 그리고 흑인
· 식물의 엽록체는 지구 생명체의 시작이다
  − 세포내 공생체인 엽록체와 미토콘드리아
· 손가락 발가락 말단만 눌러도 건강해지기 시작한다
· 의성 히포크라테스의 유서
· 인간의 모든 것을 혈당이 관할한다
· 간 때문이야 간 때문이야
· 췌장의 인슐린

좌뇌(Left brain)와 우뇌(Right brain) 그리고 분비선들

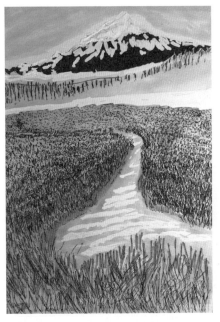

유채꽃 핀 제주도 길

우리 인간은 우뇌는 좌측 반신을, 좌뇌는 우측 반신을 조절한다. 하지만 15%정도는 좌측 뇌가 좌측을, 우측 뇌가 우측을 조절한다.

우뇌를 사용하면 안구는 좌측으로 움직이고, 좌뇌를 사용하면 우측으로 움직인다.

우뇌는 콧노래를 부르거나, 상상하거나 하는 작용을, 좌뇌는 구구단을 외우는 것, 계산을 하는 것, 언어를 사용하는 것 등의 기능을 수행한다.

비타민 C가 부족하면 좌뇌 기능이 감소하고, 비타민 E가 부족하면 우뇌기능이 감소한다. 좌뇌는 갑상선(Thyroid), 우뇌는 부신(Adrenal), 난소(Ovary), 전립선(Prostate)의 영향을 받는다. 만약 우뇌와 좌뇌의 불균형이 계속되면 철분(Fe)이나 구리(Cu)의 결핍이 원인일 수 있다. 우뇌와 부신(Adrenal gland), 그리고 난소(Ovary) 혹은 전립선(Prostate)에 중요한 원소는 아연(Zn)이다.

빛의 송과선(Pineal gland)은 생명을 주관하는 뇌의 핵심분비샘이다

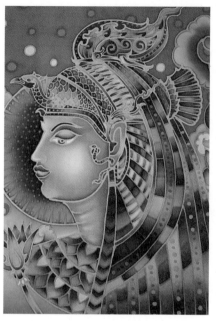

고대 여인

송과선은 인도분들이 이마 가운데에 점을 찍고 다니는 그 부위이다.

송과선은 우리 생명을 주관하는 신체리듬에 절대적인 영향을 미치는 뇌의 핵심 분비샘이다. 송과선은 우리의 생체리듬을 조절하는 생체시계이다.

송과선은 밑의 시상하부와 뇌하수체를 통해 몸으로 호르몬을 분비하도록 하여 몸의 대사와 체온, 식욕, 수면 등 생명력에 관한 여러 가지 작용을 하도록 하는 생명유지와 관련된 뇌분비샘이다.

송과선은 세로토닌, 멜라토닌 그리고 갑상선 호르몬을 분비케한다

송과선(Pineal gland)은 세로토닌(Serotonin)과 멜라토닌(Melatonin)을 분비한다. 세로토닌이 부족하면 우울증이 생길 가능성이 높아진다. 우울증환자는 100% 세로토닌 결핍이 있다. 낮 동안에 빛이 송과선으로 들

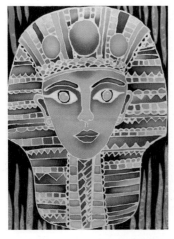
이집트 파라오

어온다. 이 빛은 송과선으로 하여금 각종 호르몬을 합성하게 하고 이곳에 저장한다. 밤이 되면 저장된 호르몬이 분비된다. 한밤중에 가장 많은 분비를 하게 된다. 세로토닌으로부터 만들어진 멜라토닌은 갑상선 호르몬의 분비를 자극한다. 갑상선 호르몬은 체온을 조절하고 몸의 대사를 조절하는 작용을 한다.

갑상선 호르몬은 생명유지에 가장 중요한 호르몬이다

갑상선 호르몬 분비가 원활히 되지 않으면 체온은 떨어지고 추위에 민감해진다.

체온은 대사작용과 면역력에 중요하다;
최소 36.5~37℃가 유지되어야 한다

체온은 우리 몸의 대사작용, 면역력에 중요하다. 우리의 정상체온은 36.5℃인데 최소 36.5 ~37℃정도로 체온을 유지하는 것이 면역력에 상당히 중요하다. 체온이 감소한 부위는 조직이 단단해지며 대사 작용과

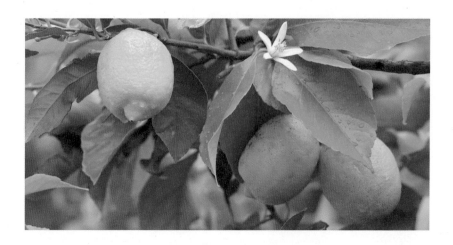

산소공급이 되지 않아 면역기능이 나빠지고 이런 조직에 암이 발생할 가능성이 높아진다. 인체는 1℃의 체온이 오르면 3000여 가지의 효소기능이 30%이상 증가하고 1℃ 감소하면 효소의 기능이 50%이상 감소하는 현상이 나타난다.

정상체온은 36.5℃인데 이 정도로 유지되는 사람도 많지 않다. 체온이 떨어진 사람들은 혈액 내 산소 포화도도 같이 감소하게 된다. 체온이 떨어지면서 혈관이 수축되며 혈액순환이 원활치 못하니 산소와 영양분이 각 장기로 잘 공급되지 못하게 된다.

멜라토닌은 피부의 색을 정해준다 - 백인, 황인 그리고 흑인

멜라토닌은 피부색의 톤을 결정한다. 멜라토닌이 많은 피부는 검어지고 상대적으로 적은 피부는 색이 하얘진다.

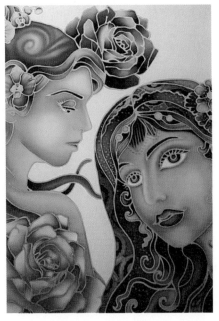
장미와 여인들

멜라토닌은 성적 성숙을 자극하는 호르몬이다. 성적 성숙을 유도하여 생식기능을 갖추게 하여 자녀를 낳을 수 있도록 돕는다.

이러한 중요한 호르몬을 합성하고 분비하는 송과선은 낮동안 충분한 햇빛을 몸에 받는 것에 의하여 기능하게 되므로 매일 최소 20분 이상은 햇빛을 받도록 한다. 그리고 트립토판이라는 단백질과 아연을 공급하여 세로토닌이 잘 합성되게 돕는다. 이것이 우울증 치료에도 중요하다.

또한 멜라토닌을 잘 만들어 내어 갑상선 기능을 유지하는 것이 암의 예방과 치료에 중요하다.

식물의 엽록체는 지구 생명체의 시작이다
– 세포내 공생체인 엽록체와 미토콘드리아

식물의 엽록체는 동물의 미토콘드리아와 같이 세포내 공생체이다. 이 엽록체와 미토콘드리아는 자신만의 DNA와 리보좀(Ribosome)을 가지고 있다. 이 식물의 엽록체는 빛 에너지를 이용하여 포도당을 합성하는 세포내 소기관이다.

손가락 발가락 말단만 눌러도 건강해지기 시작한다

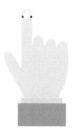

손가락 발가락 말단에 있는 모세혈관의 직경은 산소를 운반하는 적혈구의 직경보다 작아서 모세혈관이 교감신경의 항진으로 더 좁아져 있거나 단단해지면 말단의 혈액순환이 잘 되지 않아서 손발이 차지는 현상이 생긴다.

손가락이나 발가락에서 손톱이나 발톱의 옆 부위 •로 표시한 부위를 지긋하게 누르면 모세혈관이 확장되는 효과가 나타나 혈액순환이 잘 되게 된다.

또한 이 부위는 한방의 혈자리가 시작하는 부위로 자극하게 되면 전자기에너지 즉 기의 움직임이 좋아지게 된다.

이 부위를 한번에 30초에서 1분 가량 수시로 반복하여 누르게 되면 손과 발이 따뜻하게 되어 전신의 혈액순환이 좋아지게 된다. 뿐만 아니라 전신에 흐르는 기의 흐름을 좋게 하여 면역력과 전신 장기의 기능을 향상시키는 효과가 있다.

의성 히포크라테스의 유서

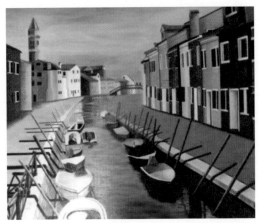
베네치아

의성 히포크라테스 (Hippocrates)가 죽으면서 제자들에게 남긴 유서에 있는 내용은 '**건강하려면 머리는 차게 손발은 따뜻하게 하라**'였다는 것을 보면 현대를 사는 우리들도 건강을 회복하려면 생각은 좀 덜하고 손발은 많이 움직여야 한다. 그리고 수시로 손가락 발가락 끝을 눌러서 기혈의 순환을 촉진하여 손과 발을 따뜻하게 한다면 건강을 유지하거나 다시 회복할 수 있는 새로운 치료습관을 만드는 것이다.

인간의 모든 것을 혈당이 관할한다

인간에게 음식을 섭취하여 정상적인 혈당을 유지하는 것만큼 중요한 일도 없다.

간 때문이야 간 때문이야

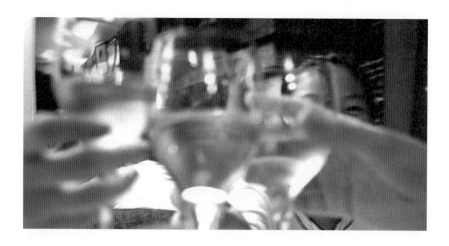

간은 유사시 우리가 굶주릴 것을 대비하여 당을 지방으로 만들어 보관하게 된다. 간의 기능이 나빠져서 어지러움을 호소하거나 만성피로, 신경쇠약, 알레르기, 우울증을 호소하는 현대인들이 늘어나고 있다. 정제된 당. 즉, 과자나 아이스크림, 흰 쌀밥을 주로 섭취하는 현대인들은 너무 빠르게 당이 올라가는 스트레스에 노출되게 되는데 이 경우에 간이 완충역할을 수행해야 한다.

췌장의 인슐린

간이 지쳐있는 경우는 이 충격이 췌장(Pancreas)으로 가서 급속하고 과다한 인슐린분비가 있게 된다. 인슐린은 피 속의 혈당을 낮추는 작용을 하는데 급속한 혈당저하는 어지러움증, 쇠약감, 무력감, 우울감 등의 증상을 유발하게 된다.

미세먼지

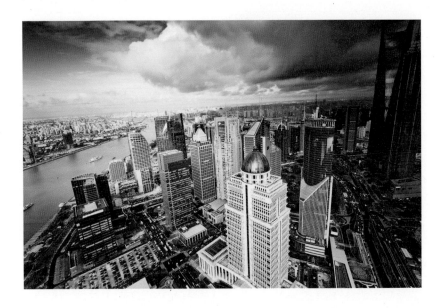

　미세먼지 속에는 발암물질이 있다. 10μm 이하크기인 미세먼지는 몸속 깊숙이 들어온다. 지름이 2.5μm의 초미세먼지는 심지어 혈관으로까지 들어와 혈액을 타고 전신으로 퍼진다. 미세먼지는 중금속이나 환경 호르몬을 자신의 표면에 붙여 같이 인체 내로 들어오게 되므로 더욱 심각한 문제를 야기한다. 폐조직으로 들어간 미세먼지는 폐조직 내에 박혀서 그 부위에 염증 반응을 일으킨다.

우주의 법칙

우리가 무엇을 하든 준대로 받는 것은 진리이다. 인간이 자연을 훼손하면 자연도 인간을 훼손한다. 내가 사랑을 주면 사랑을 받을 것이다.

내가 고통을 주면 고통을 받을 것이다.

내가 베풀면 내가 베풂을 받는다.

우리 인간들이 지구에 사는 다른 종의 생명을 하찮게 여기고 학대한다면 또 그렇게 우리 또한 우리의 생명이 하찮게 여김을 받을 것이다.

이것은 반드시 일어나는 일이다. 이것이 우주의 법칙이다.

암과 산소 - 오토 바르부르크 박사는 욕심쟁이〈두개의 노벨상〉

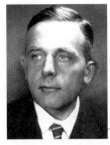

오토 바르부르크 박사

독일의 생화학자이며 세계적 암 연구학자인 오토 바르부르크(Otto Heinrich Warburg) 박사는 1931년도에 '세포호흡의 산소전이 효소발견' 으로 노벨의학상을 1944년도에는 '수소전이 효소의 활용그룹 발견' 으로 두 번째 노벨상을 수상한 세계적인 암 전문가이다. 그는 **"암 세포의 발생은 산소부족이 큰 원인이다"**, **"산소가 인체 내 부족하면 세포의 핵은 암세포의 핵과 유사하게 바뀐다"** 라고 한다.

세포는 산소가 부족해지면 무산소 해당작용에서 나오는 소량의 에너지를 사용해야 하니 에너지를 더 얻기 위하여 포도당을 더 많이 소비해야 하고 그만큼 젖산(Lactic acid)이 주위에 더 많아진다. 젖산이 조직에 많아지면 조직이 단단해지고 산성화되어 혈액순환에 장애가 온다.

태양 에너지가 우리를 먹여 살린다

태양 에너지가 지구로 들어오면 식물들은 이 태양 에너지로 물(H_2O)을 분해하여 고에너지 전자를 탈취하고 이 고에너지 전자는 생화학 반응을 통해 포도당으로 바뀐다.

엽록체의 틸라코이드막에서 광합성이 일어난다

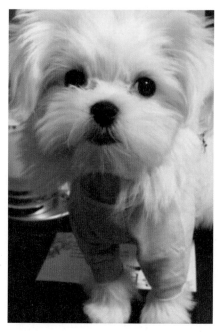

우리집 강아지 콩이

실질적으로 광합성이 일어나는 곳은 식물세포 내에 있는 엽록체의 틸라코이드이다. 틸라코이드가 겹겹이 쌓인 구조를 '그라나'라 한다. 틸라코이드 내부의 빈 공간을 내강(Lumen)이라 한다. 광합성을 하기 위한 효소와 단백질, 엽록소는 다 틸라코이드 막 위에 있다. 식물에는 미토콘드리아(Mitochondria)와 엽록체가 따로따로 있고 동물에는 미토콘드리아만 있다.

1. 물(H_2O)이 엽록체의 틸라코이드막 안으로 들어가서 물분해효소에 의하여 산소와 수소이온 2개($2H^+$) 그리고 전자 두개($2e^-$)로 분해된다. 물분해효소인 광계II에는 망간이온이 있는데 이것이 수소원자에서 전자를 빼낸다. 태양에너지를 이용하여 수소원자에서 전자를 빼낸다. 그래서 광계II라 이름 지었다. 이 때 태양 에너지는 전자로 들어간다.

2. 태양에너지를 얻은 전자는 플라스퀴논이라는 단백질을 통해 시토크롬 bef로 이동한다. 이동과정 중에 양성자인 수소이온이 틸라코이드막 내부로 들어간다. 시토크롬 bef로 전자가 이동하여 생긴 공간으로 물을 분해했던 전자들이 이동하여 다시 빛 에너지를 흡수한다. 그리고 플라스토시아닌 이라는 단백질을 통해 광계 I 으로 간다.

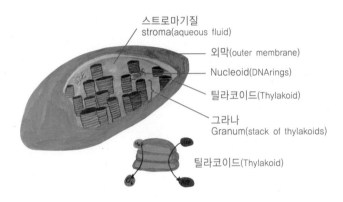

식물세포내 엽록체(Chloroplast)구조

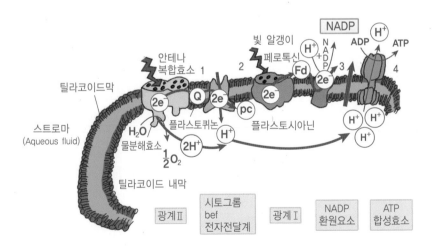

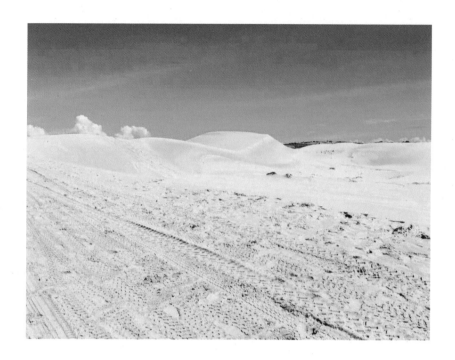

3. 광계 I 에서 다시 빛 에너지를 받게 되면 이 전자는 고에너지를 얻게
   되고 이렇게 엽록체의 틸라코이드 막에서 빛 에너지가 ATP와 NADPH
   의 화학 에너지로 전환된다. NADPH는 캘빈회로를 돌아 포도당으로
   바뀐다. 동물의 미토콘드리아 내막에서도 내막의 전자전달계, 단백질,
   ATP합성효소가 식물의 틸라코이드 내막과 유사하다. 하지만 에너지
   원은 다르다.

   식물의 에너지원은 태양의 빛이고 미토콘드리아의 에너지원은 포도
   당이다. 식물에서는 빛 에너지를 이용하며 이산화탄소와 물이 포도당
   이 되고 빛 에너지를 이용하여 ADP를 ATP로 만든다.

크렙스회로(TCA 회로) - ATP 생산회로

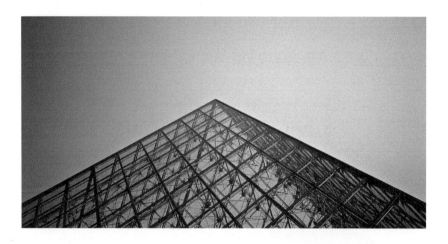

　탄수화물을 섭취하면 포도당으로 분해되고 포도당에서 피루브산(Pyruvic acid)이 나온다. 지방에서는 피루브산과 지방산이 나온다. 이 피루브산과 지방산이 미토콘드리아에있는 크렙스회로를 통해 에너지를 생산한다. 크렙스회로의 다른 이름은 TCA 회로이다. TCA회로는 탄수화물, 지방, 아미노산의 대사 생성물을 산화시켜 아데노신 삼인산(ATP)에 그 에너지를 저장한다.

NADH는 고에너지 전자를 함유한다

아세틸 CoA(Acetyl coA)는 아미노산대사와 지방산대사의 중요 중간물질이다. 결국 NADH가 크렙스회로에서 나오고 이 NADH에서 NAD^+와 H^+

그리고 전자 2개(2e⁻)가 나온다. NADH는 고에너지 전자를 함유하고 있다.

양성자인 수소이온을 세포밖으로 내보내지 않으면 세포는 죽는다

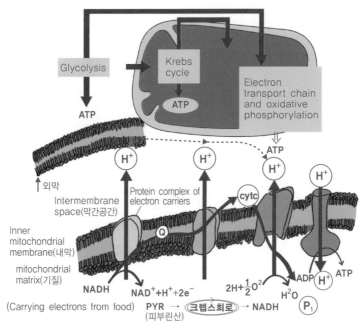

ELECTRON TRANSPORT CHAIN
(전자전달계)

미토콘트리아

이 고에너지 전자를 이용하여 양성자(H⁺)를 세포밖으로 내보낸다. 이
것이 전자 전달계이다. 양성자를 세포 밖으로 내보내는데 쓴 전자는 에
너지를 잃는다.

산소와 양성자는 전자를 만나 물이 된다

이 에너지를 잃은 전자를 우리가 호흡하는 산소와 양성자($2H^+$)가 만나서 물(H_2O)이 된다. 이 물은 다시 엽록체로 간다. 산소호흡을 하고 난 이후 생긴 이산화탄소도 엽록체로 간다. 엽록체의 틸라코이드막에서 다시 이것을 빛에너지를 이용하여 ATP를 만들고 NADPH을 이용하여 캘빈회로를 돌려 포도당을 만든다. 결국 빛 에너지가 지구내 생명체의 영양분인 탄수화물로 변한다.

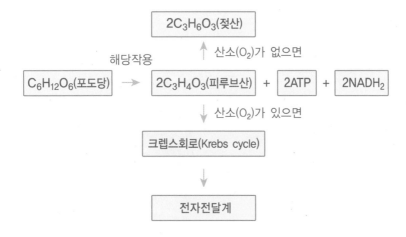

포도당에서 생성된 피루브산은 산소가 있어야
미토콘드리아로 들어간다

$C_6H_{12}O_6 \Rightarrow 2C_3H_4O_3 + 2H^+ + 2ATP$에서 만들어진 $C_3H_4O_3$(pyruvic acid)가 미토콘드리아로 들어가 Krebs cycle(크렙스회로)을 돌려면 산소가 있어야 하는데 산소가 부족하거나 없으면 이 피루브산($C_3H_4O_3$)이 수소를 만나 락트산(Lactic acid), 즉 젖산으로 변한다. 즉 $2C_3H_4O_3 + 2H^+ \Rightarrow 2C_3H_6O_3$가 된다. 이 락트산(젖산)은 체내 산소부족으로 더 이상 분해되지 않고 몸안에 축적된다.

내 인생의 작은 기쁨 – 마라톤 완주

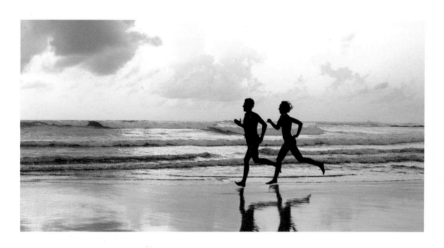

전에 어떤 모임에서 인생을 살면서 가장 성취감을 맛본것이 어떤 사건이냐 하길래 마라톤 완주라 했다. 그 모임에서 모인 사람들이 Half냐 10km냐 묻길래 풀(42.195km)이라고 얘기하면서 의기양양했던 기억이 있다.

30km넘어가고 35km지점에 이르면 몸안에 쌓인 이 락트산 즉, 젖산에 의해 온몸이 돌덩이 같이 굳어진다. 몸이 천근만근 해지는데 피를 내려해도 피도 잘 안나온다. 이 지점을 통과하여 끝까지 뛰어야 골인할 수 있다.

몸의 ph변화는 생명을 위협한다

위에서 보았듯이 O_2가 들어와야 양성자(H^+)수소를 물로 만들텐데 이것이 안되니 몸에 H^+ 가 올라가고 몸이 산성화된다.

몸의 PH변화는 생명에 지장을 줄 정도로 중대한 변화이다.

크렙스회로(Krebs cycle)에 산소공급이 잘 되어 작동해야 암을 이긴다

총 ATP 생산의 95%를 차지하는 크렙스 사이클이 작동하지 않으니 인체는 저 에너지 상태에 빠지게 된다. 에너지가 나와야 면역력에게 힘을 보낼텐데 그것이 안되니 암 세포가 기세등등 할 수 밖에 없다.

제 6장

내면의 세계와 외부세계는 하나다

행복에 이르는 길; 용서(容恕, Forgiveness)

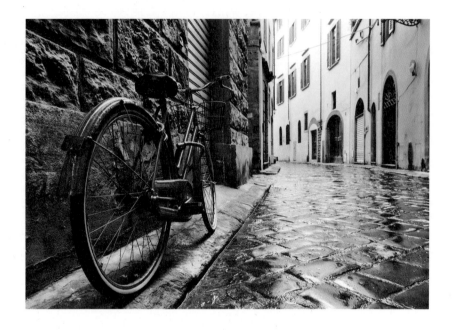

1. 당신이 살면서 상처를 준 사람들에게 구하는 용서
2. 당신 자신에 대한 용서
3. 당신 자신에게 상처를 준 사람들에 대한 용서

살아오면서 미워하게 된 사람들과 미워하게 된 사건들이 있다면, 그 사건이 있었던 옛날로 현재 자아가 돌아가서 오감(시각, 청각, 후각, 미각, 촉각)을 동원하여 지금 현재 앞에서 일어나는 일같이 생생하게 느끼면서 그 당시 내게 상처를 준 사건속의 사람들에게 용서의 말을 한다. 그리고 잘못을 한 자신에게도 현재의 자아가 용서의 말을 한다.

마음 공부하는 내 친구

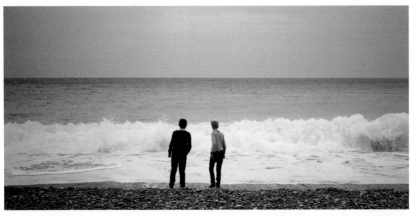

친구

친구 재선이가 나에게 한 말 중 가장 나에게 다가온 이야기는 인생을 살다보면 나쁜 역할을 하는 사람들을 만나게 되는데, 사실은 하나님께서 그 나쁜 역할을 하는 사람들의 영에게 좋지 않은 일들을 하도록 부탁한다는 것이다. 그래서 우리들이 인생을 살면서 아픈 경험을 하게 된다.

그 상처를 준 영혼들은 하고 싶지 않지만 우리가 살면서 다른 경험을 하도록 그 사건을 일으킨 것이라는 것이다. 그래서 우리는 그 영혼과 그 사람을 미워하기 보다는 감사해야 한다는 말을 들은 적이 있다.

주기도문에서는 '우리가 우리에게 죄 지은 자를 용서한 것 같이 우리 죄를 용서하여 주시옵소서.' 라는 구절이 있다. 용서받기를 간구하는 내용이다. 자신의 안식처, 마음의 안식처, 자신이 상상하는 천국의 장소, 가장 안락한 상상의 장소를 그린다. 그리고 그 장소에 자신이 가장 섬기는 영적존재를 초대하여 자신의 용서를 빌고, 자신이 상처를 준 사

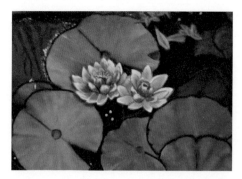

람들을 한명씩 초대하여 용
서의 말을 건넨다. 삶을 사는
동안에 만나게 되는 여러 사
건들이 있으나 좋은 일만 있
는 것이 아니고 나쁜 일도 많
이 겪는 것이 사실이다. 하지
만 어렵고 힘든 일이라고 해

박지순 님 作

도 그 내면에 숨겨진 하나님의 사랑을 믿고 감사하는 마음이라면, 내 인
생에서 악역을 기꺼이했던 불쌍하고 고마운 영혼을 용서할 수 있다. 너
무나 어렵고 힘든 일이지만 반드시 할 수 없는 것은 아니라 믿는다.

바보 이반

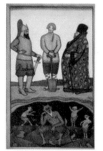

바보 이반은 욕심이 없다.

욕심이 없는 바보 이반을 악마들과 사탄들이 어
찌해보지 못하고 이반에게 혼이 나는 장면이 러시아
의 작가 레프 톨스토이(Leo Tolstoy | Lev Nikolayevic
Tolstoy) 단편소설에 나온다.

세상 모든 사람들이 다 있는 욕심을 이반은 가지고
있지 않다. 욕심이 있고 마음이 있어야 사탄과 악마가 그것을 이용하여
조종 할 수 있을 텐데 이반에게는 조종 당할 그 무엇이 없다.

욕심을 버리면 자신을 사랑할 수 있다
- 존재하는 모든 것은 아름답고 사랑이다

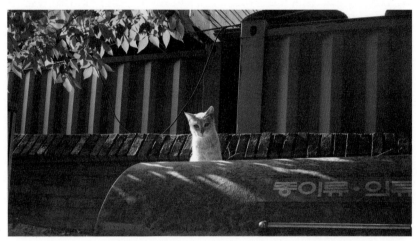

우리집 앞 고양이

사람들은 말을 배우기 시작하면서 의미와 가치로 가득 차 있는 세상 안에 갇히게 된다. 누구를 만나든, 무슨 행동을 하든, 그 모든 것이 자신에게 가치가 있는지를 판단하는 목적론적인 생각과 행동으로 세상을 보게 된다. 자신이 생각하기에 자신이 가치 있는 존재라고 생각되지 않는다면 자신을 사랑하지 못하게 되고 심지어는 죄의식과 무력감으로 자신을 벌하고자 하는 마음까지도 가지게 된다.

예수님께서 주신 계명 중에 '**너 자신을 사랑하는 것 같이 이웃을 사랑하라**' 하셨지만, 자신을 사랑할 수 없으니 이웃을 사랑할 수도 없다.

자신에 대한 무조건적 사랑은 이기적인 것이 아니다. 그것만이 치유로 갈 수 있는 유일한 방법이다.

'무슨 행동을 하든, 어떠한 상황에 있든 무조건적으로 감사하고 사랑할 수 있는가?', '누구를 만나든 판단하지 말고 어떠한 상황도 있는 그대로 볼 수 있는가?', '우리를 의미라는 세상에 가둔 틀을 깨고 나갈 수 있는가?'

의식의 각성상태와 ATP, GTP;
이 내용은 저자가 생각하는 내용이다

장기와 연결된 신경전달물질(Neurotransmitter)이 장기의 신호를 통합하여 각성상태(Wakefulness)와 의식의 내용을 만들어낸다. 의식의 각성 정도와 내용에 따라 에너지원인 ATP와 GTP가 생성된다. ATP의 아데노신(Adenosine)과 아데닌(Adenine)은 핵내의 DNA의 염기와 서로 반응한다.

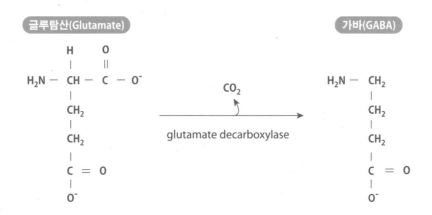

의식의 내용을 만드는 글루탐산과 가바

GTP의 구아노신(Guanosine)도 핵내의 염기와 반응한다. 핵속의 유전 정보를 나르는 DNA의 핵심은 염기배열이다.

아데닌(Adenine, A) 염기는 티민(Thymine, T) 염기와 결합되고 구아닌 (Guanine, G) 염기는 시토신(Cytosine, C)염기와 결합하여 유전정보를 전 달한다. 에너지원인 ATP와 GTP는 뇌의 반응에 따라 공급되고 이 ATP 와 GTP의 아데노신과 구아노신이 핵내의 DNA염기와 반응한다.

다른 염기인 시토신, 티민도 같은 방식으로 작용하는데, 아데닌과 티 민, 시토신과 구아닌이 서로 쌍을 이루고 협력하여 DNA의 유전정보를 전달하기 때문이다.

음과 양

무제

아데닌이 양의 성질이 면 티민은 음의 성질일 것 이고, 구아닌이 양의 성질 이면 시토신은 음의 성질일 것이다. 태극은 음양으로 분리되어 만물을 만든다. 음과 양은 서로 상대적 개 념이다. 음에도 양이 있 고, 양에도 음이 있다.

남자에게도 여자의 성질이 있고, 여자에게도 남자의 성질이 있듯이 선에도 악이 있고 악에도 선이 있다. 선과 악은 상대적 개념이다.

의식내용은 가바와 글루탐산의 상호작용으로 만들어진다. 글루탐산은 양이고, 가바는 음이다. 양과 음의 상호작용으로 의식이 만들어진다. 도파민은 뇌의 전압에 관계하고, 임맥(任脈)과 독맥(督脈)에 관계한다. 임맥은 기경팔맥(奇經八脈)의 하나로 모든 음경락을, 독맥은 모든 양경락을 통솔한다.

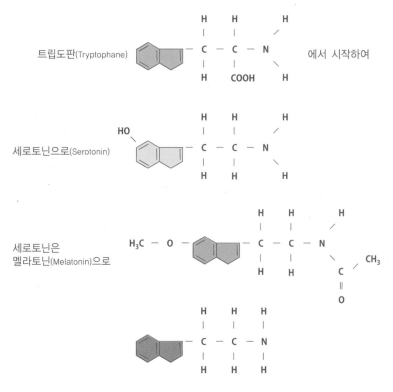

트립도판(Tryptophane) ...에서 시작하여

세로토닌으로(Serotonin)

세로토닌은
멜라토닌(Melatonin)으로

멜라토닌(Melatonin)에서
디메틸트립타민(Dimethyltryptamine, DMT)으로 변한다

진리는 선과 악을 포용한다

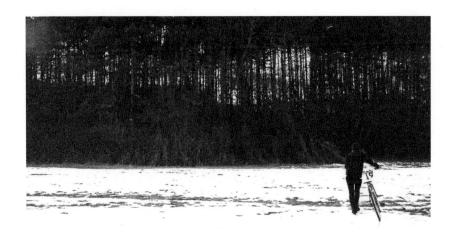

내가 안국선원의 수불스님을 처음 뵈었을 때 마음속에는 약간의 교만함이 있었던 것도 사실이다. 나는 오랫동안 수행서들을 나름대로 공부해왔고 기독교인으로 불교의 스님을 선생님으로 모시고 공부하러 온 것이 처음이었기 때문이다. 수불스님은 말씀하신다. **'진리는 선과 악을 포용한다.'** 나는 이 한 말씀에 무릎을 꿇었다.

고마운 지구

우리가 지구에 살면서 흙과 공기를 무상으로 공급받아 지구에서 걸어다니며 호흡하며 살 수 있는 것에 감사한다면 받은 만큼 이해해주는 마음을 길러 나갈 수 있을 것이다.

하늘의 이치

무엇이든지 받고자 한다면 먼저 주는 것이 올바른 하늘의 이치이다. 내가 건강을 받고자 한다면 이웃을 건강하게 해줘야 할 것이며, 내가 부유해지고자 한다면 이웃을 부자로 만들어 주어야 한다. 자신이 행복해지고 싶다면 이웃을 행복해지게 하는 것이 최선의 방법이다.

얼굴 두드리기

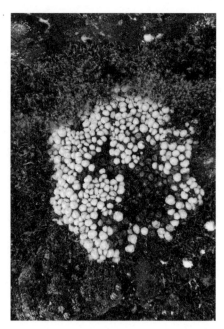

히말라야 해발 5000미터 위에서 핀 꽃

신경전달물질분비점인 십이경락 중 얼굴에 있는 양경락의 시작점인 정명(睛明), 승읍(承泣), 동자료(瞳子髎), 사죽공(絲竹空), 영향(迎香), 수구(水溝), 인중(人中), 승장(承漿), 청궁혈(聽宮穴)을 자극하면서 "나는 나의 무의식 속에 있는 부정적인 생각과 감정이 지금 그리고 앞으로 영원히 사라지기를 진실로 원한다."라고 소리내어 외친다.

두 손가락으로 얼굴의 이 부위를 10회 가량 두드리면, 그물형성체의 신경세포들이 자극받아 뇌신경전달물질을 분비한다. 이런 방식으로 뇌의 각성과 수면, 내장운동을 조절할 수 있다는 사실은 매우 큰 의미가 있다.

무의식속에 있는 분노와 두려움, 슬픔 같은 감정들의 조절에도 이 부위가 관여하고 있다. 이 부위를 두드리는 것으로 무의식에 있는 부정적인 감정을 조절할 수 있다. 매일같이 이 부위들을 두드려서 뇌를 운동시키는 것은 건강을 회복하는 방법이다.

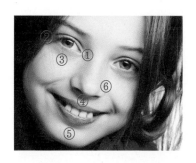

①번은 세로토닌(Serotonine), ②번은 아세틸콜린(Acetylcholine), ③번은 히스타민(Histamine), ④ ⑤번은 도파민(Dopamine), 그리고 ⑥번은 가바(GABA)의 분비에 영향을 준다.

죄책감을 버려라〈심리학적 역전(Psychological reverse) 발생기전〉

무의식속에 자신의 잘못과 결점에 대한 죄책감 때문에 자신에 대한 죄의식이 생긴다. 심해지면 자신을 벌하고자 하는 마음이 생긴다.

'좋은 일이 생기기에는 나는 잘못한 것이 너무 많아', '이렇게 건강하고 행복할 자격이 나는 없어' 이런식의 신념이 자신의 무의식속에 자리잡게 되어 어떤 일을 하든 혹은 병에 걸리면 어떤 치료를 하든 잘 치료되지 않게 된다.

심리학적 역전

이것에 대한 치료를 반드시 해야 하는데 심리학적 역전이 무의식속에 남아 있으면 자신에 대해 진정으로 사랑 할 수 없기 때문이다.

예수님은 사랑이시다

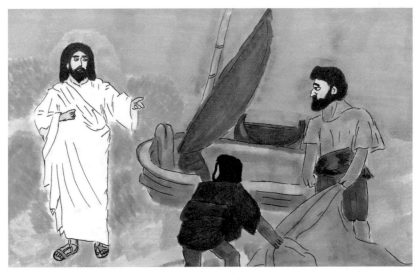

예수님과 제자들

예수님께서 주신 가장 큰 가르침은 '**너 자신을 사랑하듯이 네 이웃을 사랑하라**' (마태복음 23장 39절) 이다. 사람은 누구나 자신을 사랑하는 정도 만큼만 이웃을 사랑한다. 자신을 사랑하지 못하면 이웃을 사랑하는 것도 불가능하다.

얼굴 두드리기는 심리학적 역전을 치료한다

무의식에 있는 자신에 대한 비난과 죄의식을 치료하는 것이 얼굴 두드리기다. 얼굴 두드리기를 하기 전에 무의식의 문을 열기 위하여 수태양 소장경의 소택이나 후계혈을 두 손가락으로 두드리면서 **"나는 나의 모든 결점과 잘못에도 불구하고 내 자신을 진정으로 받아들이고 사랑합니다"** 라고 말한다.

그리고 나서 두 손가락으로 얼굴 두드리기를 한다. 계속해서 자신을 진정으로 받아들이고 사랑한다고 말하거나 생각하면서 사진속의 ①②③④⑤ 번을 두 손가락으로 7-8번 두드린다.

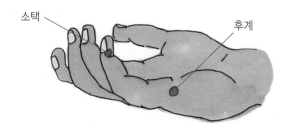

소택

후계

뇌를 조율하는 방법 – 눈동자 운동

마지막으로 뇌를 조율하는 과정을 시행한다. 뇌를 조율하기 위하여 눈동자를 움직인다.

[뇌조율 과정]

▶ 눈을 감는다

▶ 눈을 뜬다

▶ (머리는 움직이지 말고) 눈동자만 오른쪽 아래로 움직인다

▶ (머리는 움직이지 말고) 눈동자만 왼쪽 아래로 움직인다

▶ (머리는 움직이지 말고) 눈동자만 시계방향으로 크게 돌린다

▶ (머리는 움직이지 말고) 눈동자만 반시계방향으로 돌린다

▶ 밝은 노래를 약 2초간 허밍(콧노래)한다

▶ 1~5까지 숫자를 센다

▶ 다시 2초간 허밍(콧노래)한다

나에 대한 모든 용서와 나에 대한 사랑을 외치면서 눈동자를 시계방향으로 돌리고, 반시계방향으로 돌리고, 위 아래로 보면서 뇌에 프로그래밍 시킨다. 노래를 부르는 것은 우뇌를 자극하기 위한 것이고, 숫자를 1부터 5까지 세는 것은 좌뇌를 자극하기 위한 것이다.

이렇게 하고 난 후 다시 한번 처음부터 반복한다. 이 과정이 복잡하고 힘든 것 같지만 반드시 해야 할 과정이고 몇번하면 어렵지 않게 그 과정을 할 수 있다.

심리학적 역전이 치료된 후에 자신이 진정 낫기를 원하는 것을 외친다

자신에 대한 사랑이 무의식에 자리 잡으면 그 다음에는 **"나는 내 자신의 _____ 이 치유되기를 진정으로 받아들이고 사랑합니다."** 하면서 자신이 치료되기를 원하는 것을 이야기한다.

예를 들면 나는 내 자신의 유방암이 치유되기를 진정으로 받아들이고 사랑합니다. 이런 식으로 자신에 대해 용서하고 사랑하기 시작하면 내안의 치유력이 자신에 대해 치료하기 시작한다.

내안의 타고난 지성(Innate intelligence)이 내 자신을 돌보고 나를 위로하며 나를 사랑한다. 이것이 치료의 시작이고 가장 중요한 과정이다.

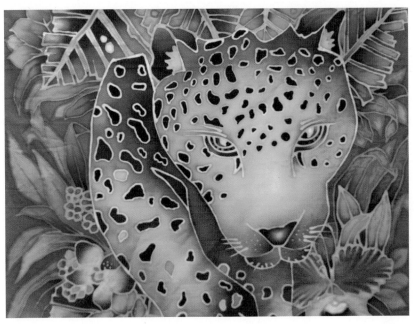

표범

제 7장

데이비드 R. 호킨스

정신과 의사이며, 정신적 선생님이신
데이비드 R. 호킨스(David Ramon Hawkins)의 의식혁명

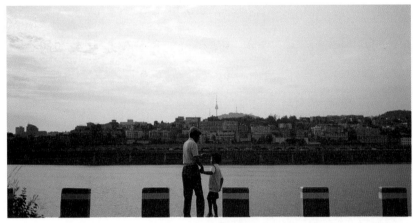

한강 고수부지에서 할아버지와 손자

상대적 기준	가장 낮은 의식	1
	완전한 깨달음-예수님, 부처님	1,000
긍정적인 의식의 시작 – 용기		200
수치심, 죄의식		20~30
분노		150
사랑		500

데이비드 R. 호킨스(David Ramon Hawkins) 박사의 저서 《의식혁명》
을 보게 되면 인간은 자신의 정서에 맞는 의식의 장이 있다고 한다.

부정적 의식과 긍정적 의식

부정적 의식으로 수치심(20), 죄의식(30), 무기력(50), 슬픔(75), 두려움(100), 욕망(125), 분노(150), 그리고 자존심(175)이, 긍정적 의식인 용기(200)을 시작으로 중립(250), 자발성(310), 포용(350), 이성(400), 사랑(500), 기쁨(540), 평화(600), 그리고 깨달음(700~1,000)으로 변해가는 내용을 담고 있다. 의식의 수준에 따라 그 사람의 에너지 수준이 결정된다.

세상을 보는 색깔 안경인 의식
– 자신의 의식 상태로 세상을 본다

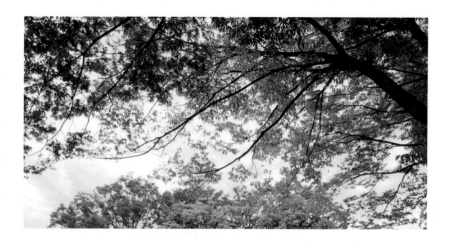

사람들은 자신의 의식 상태에서 세상을 바라보게 된다. 각 사람들은 자신의 의식 상태에 물들어 세상을 바라보게 된다.

의식 에너지의 상대적 점수화

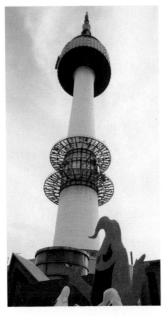

남산타워에서 할로윈

데이비드 호킨스 박사는 가장 낮은 의식 에너지를 1로 하고, 가장 높은 의식단계를 1,000으로 하여 200을 긍정적 의식의 시작인 용기로 보았다.

과학적 사고, 이성적 사고는 400대로 규정하고 있는데, 500의 벽을 넘어서려면 사랑이라는 의식으로 진입해야 한다.

이 사랑이라는 의식은 이성으로는 도달할 수 없는 숭고한 의식인데 540인 무조건적인 기쁨(사랑)에 도달하면 모든 병이 낫는 단계의 의식이라고 한다.

예를 들어 어떤 사람이 175인 자존심에 측정되는 에너지장의 삶을 살고 있는 것과 200의 용기로 측정되는 에너지장에 살고 있다고 가정해 보자.

(175)과 (200) 이라는 에너지는 엄청난 차이를 보인다. 175와 176도 큰 차이가 나는 것이다. $(175)^{10}$과 $(176)^{10}$이기에 그렇다.

어떤 분이 150의 분노 의식의 에너지장으로 시공을 전개하고 있다가, 사랑의 레벨인 500으로 그 의식이 상승하면 사랑의 시공에너지를 내게 된다. 사랑은 500으로 측정되고 무조건적 사랑은 540으로 측정되는 에너지이다.

기독교의 사랑과 불교의 선정

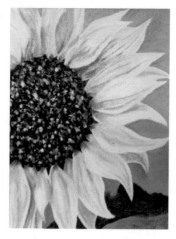

해바라기

기독교에서 예수님께서 보여 주신 무조건적인 사랑, 원수를 사랑하시는 모습. 십자가에 달려 고통 받으시면서도 자신을 십자가에 매단 사람들을 용서하시고 사랑하시는 모습은 마치 불교에서의 깨달음에 이른 의식과 같다. 선정의 상태는 행복감인 지복과 존재 자체에 대한 무한한 연민과 자비심의 상태이다.

내 무의식과 반사점 – 얼굴의 경혈점

반사점(경혈점)	경락	무의식	감정	신경전달물질
① 기문	족궐음 간경	자존심	경멸	아세틸콜린과다
② 중부	수태음 폐경	분노	증오	가바과다
③ 인중	독맥	욕망	갈망	도파민과다
④ 유부	족소음 신경	공포	불안	세로토닌과다
⑤ 승장	임맥	비통	낙담	도파민부족
⑥ 영향	수양명 대장경	무기력	갈망	가바부족
⑦ 동자료	족소양 담경	죄의식	비난	아세티콜린부족
⑧ 정명	족태양 방광경	수치심	굴욕감	세로토닌부족

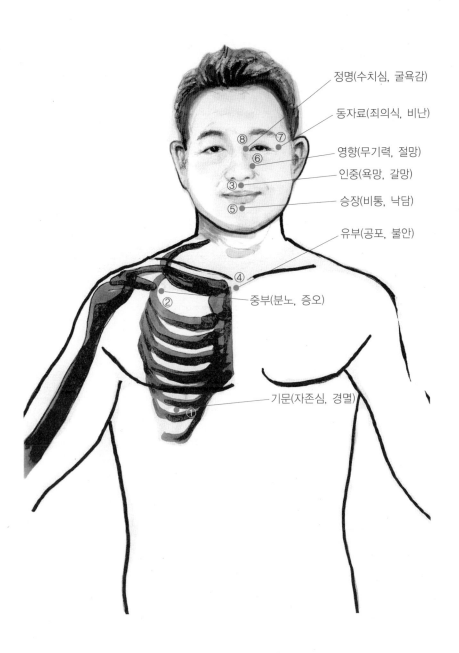

정명(수치심, 굴욕감)

동자료(죄의식, 비난)

영향(무기력, 절망)

인중(욕망, 갈망)

승장(비통, 낙담)

유부(공포, 불안)

중부(분노, 증오)

기문(자존심, 경멸)

제 8장

육체, 정신, 마음은 하나이다

필리핀 세부의 바닷속

　몇 년 전 필리핀 세부로 가족여행을 간 적이 있다. 바닷가에서 스노쿨링장비를 대여 받아 바다 속을 구경한 경험이 있다. 잔잔한 표면과는 다르게 바다 속에는 형형색색의 많은 물고기, 산호들이 매우 바쁘게 움직이고, 상상하기 힘들 정도의 넓은 깊이와 부피를 보았다.

무의식의 장대함

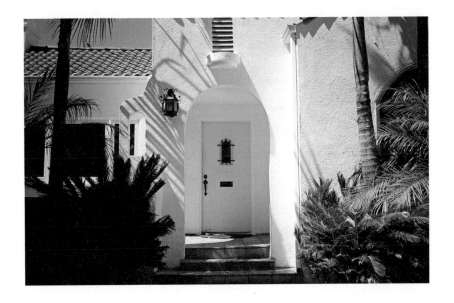

　우리는 현재 순간의 의식으로 살지만, 의식 뒤에 있는 무의식은 바다 속같이 장대하고, 예측할 수 없는 움직임이 쉼 없이 일어나고 있는 곳이다.

육체와 정신(생각, 기억) 그리고 감정은 하나이다
– 정신신경면역학(Psychoneuroimmunology)

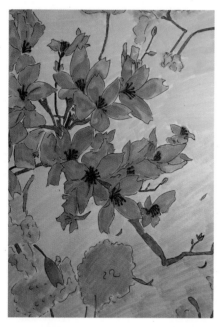

벚꽃

육체(Body)와 정신(Mind), 그리고 감정(Emotion)은 서로 연결되어 있는 유기체이다.

육체와 감정, 정신 간에는 신경단백계(Neuropeptide)에 의하여 상호적으로 연결되어 있다.

정신신경면역학(Psychoneuroimmunology)이라는 새로운 분야는 1975년 아더와 코언(Ader & Cohen) 박사에 의해 발표된 논문에서부터 시작했다.

정신신경면역학은 행동과 신경, 그리고 면역계통의 상호작용을 연구하는 학문이다. 정신과 감정, 그리고 육체가 서로 작용하는 기전은 정신과 감정에 의해 만들어지는 신경단백(Neuropeptide)에 의해 육체가 연결되는 방식이다.

정신과 감정에 반응하여 만들어지는 신경단백질 그리고 수용체

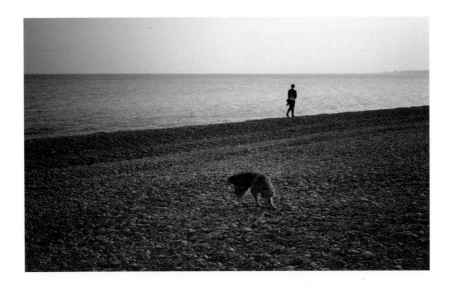

　정신과 감정에 반응하여 만들어지는 신경단백질과 이 단백들에 들어맞는 수용체들이 최근에 50~60가지 정도 발견되고 있다. 수용체들은 세포 깊은 곳에서 떠올라 세포 표면에 떠있는 꽃의 암술과 같다.

　이 암술이 꽃가루에 반응하듯이 단백질이 수용체에 결합하면 꽃가루가 암술에서부터 식물의 뿌리로 내려가듯이 수용체에서의 신호는 세포의 핵 안에 있는 DNA까지 연결된다. 핵에 있는 유전자 DNA는 정신과 감정에 반응하여 새로운 단백질과 수용체를 만들고, 이것을 세포 표면에 떠오르게 한다. 이 단백질과 수용체는 이런 수 많은 방식으로 존재한다.

세포의 핵 유전자로 들어가는 정신과 마음

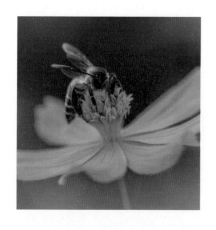

그리고 다시 세포의 핵 내로 되돌아가는 것도 수많은 방식이 있다.

세포 표면에 핀 꽃술이 겨울의 연못같이 없을 수도 있겠지만, 여름날의 연못과 같이 꽃이 만개할 수도 있다.

왜냐하면 우리의 마음은 매우 바쁘게 움직이기도 하고, 어떨 때에는 조용해 질 수도 있기에⋯⋯ 인간의 육체는 정신과 감정(마음)이 서로 소통하는 하나의 통합된 유기체이다.

의식 – 표면으로 솟아오르는 내면의 잠재의식
의지력을 강화시키는 감각 – 촉감, 생명감각, 균형감각, 운동감각

내면의 잠재의식에 너무나 많은 인상이 각인되어 잠재의식으로부터 표면의식으로 기억이 자꾸 솟구쳐 오른다. 강렬한 경험과 아픈 기억들은 억누르는 에너지를 필요로 하고, 그것이 우리의 생명력을 갉아먹는다. 표면으로 나와 내가 의식하기에는 너무 아프기에 우리는 죽을 힘을 다해 억누른다. 만약 억누르기가 불가능하면 우리는 죽음을 선택하여 죽음의 병으로의 길을 간다. 이러한 경우 생명력을 증진시키기 위해서는 의지를 작동시켜야 한다. 의지력에 관련된 감각은 촉감, 생명감각, 균형감각, 운동감각이 있다.

1) 촉감(觸感, feeling) – 느낀다의 촉감

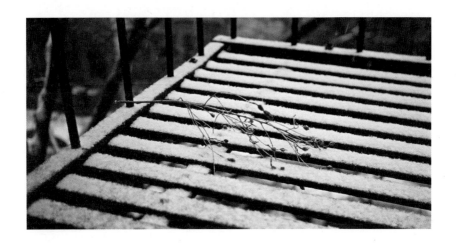

촉감은 '보고, 듣고, 냄새 맡고, 맛보고 느낀다'에서 가장 나중에 나오는 '느낀다'이다. 보고 느낀다. 듣고 느낀다. 냄새 맡고 느낀다. 맛보고 느낀다. 느낌이 그렇다. 그 느낌은 영에서 온 것이다.

팔을 벌려 보아라. 그 팔 안에 있는 공간이 뇌가 느끼는 자기 자신의 공간이다. 우리가 자동차를 운전할 때, 그 자동차는 우리 몸의 일부가 되어 자동차를 느낀다. 처음 만나는 사람에게서 친밀감 또는 반감을 느낄 수 있다. 사랑하는 사람의 손을 잡고 있을 때, 사랑하는 사람의 마음을 느낀다. 기도할 때 예수님께서 같이 하심을 느끼는가?

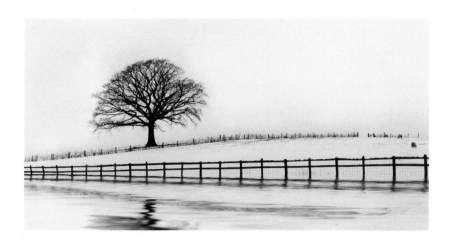

나와 항상 함께 하는 나의 수호천사를 느끼는가? 당신은 어머니 같은 지구와 아버지 같은 태양을 느끼는가? 촉감을 자극하는 방법은 마사지를 받거나 수건으로 몸을 문지르는 방법 등이 있다.

2) 생명감각(Liveliness) – 살아있음을 느끼는 생명감각

생명감각(Liveliness)은 아침에 일어나니 '오늘은 유난히 컨디션이 좋고 기운이 넘친다, 활력이 있다.' 같은 느낌이다. 울창한 나무들에서 뻗어 나오는 생명력. 웅장한 바다의 생명력과 연결되는 느낌. 이렇게 자신의 생명감각을 느껴 본다.

3) 균형감각(Sense of balance) – 나는 누구인가의 균형감각

균형감각(Sense of balance, 위치감각)은 다음과 같다.

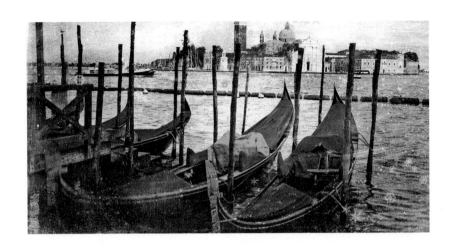

우주 안에 내가 어디에 존재하는가? 내가 지금 있는 곳은 어디인가? 내가 이곳에서 진정으로 해야 할 일이 무엇인가? 내가 진정으로 원하는 것이 무엇인가? 나는 누구인가? 나는 이 무한한 우주와 무한한 시간 속에 어디에 있는가? 나는 무한한 시간 속, 무한한 공간 속 어디에 있으면서 내가 나임을 어찌 아는가? 이것은 내가 관계를 맺는 초석(keystone)으로 작용한다. 이것이 바로 서지 않으면 어찌 건강이 무엇인지 알겠는가? 삶을 살아가면서 맺는 인간 관계인 부모님과의 관계, 가족들과의 관계, 친구들 그리고 동료들과의 관계에 대한 균형감각. 내가 어느 위치에 있는지에 대한 감각. 생의 어디에 있는지, 내 마음의 위치는 어디에 있는지에 대한 감각.

초석(Foundation stone) – 내가 누구인가를 아는 것이 초석이다

올바른 각성은 우리에게 말할 수 없이 강력한 의지력을 주고 의지력이 바로 생명력이다. 독일의 나치수용소에서 살아남았던 사람들의 증언에서 삶에 대한 의지가 강했던 사람들은 끝까지 견뎌냈던 것을 알 수 있다.

삶에 대한 의지는 내가 누구인가를 아는 것에서 시작한다. 자신에게 항상 물어보아라. '나는 누구인가?'

4) 운동감각(Sensation of movement) − 영생을 포기하고 얻은 운동

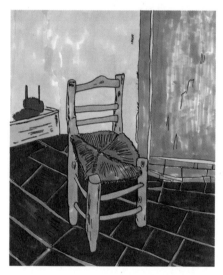

빈센트 반 고흐의
〈빈센트의 의자〉(1888년)

운동감각(Sensation of movement)은 움직임이 있을 때 느끼는 감각이다. 다세포생명(Multi cellular organism)들은 움직임을 위하여 영생(Eternal life)을 포기했다. E. coli 같은 박테리아는 무수히 분열하여 죽지 않는다. 다세포 생명체는 움직임을 선택한다. 그만큼 움직임이 값지다. 감정도 움직임이고, 생각도 움직임이다.

움직임만큼 살아 있다는 것을 느끼게 하는 감각도 없을 것이다. 움직이면 혈액이 힘차게 흐른다. 심장이 박동한다. 우리 몸의 가장 큰 발전기인 심장이 박동한다. 세포 내의 심장인 미토콘드리아에서는 에너지를 만들어 낸다. 심장이 뿜어내는 혈액이 혈관을 타고 온 몸을 돈다.

심장의 파장이 전신에 퍼져 나가고, 온 우주로 퍼져 나간다. 나는 움직이면서 살아 있음을 느낀다. 이것이 운동감각이다.

물질 세계에서의 법칙과 영혼 세계에서의 법칙

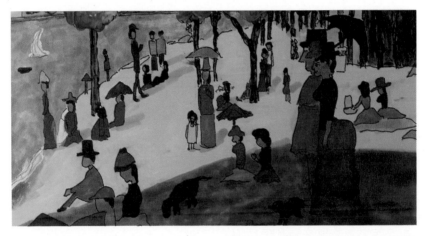

조르주피에르 쇠라(Georges-Pierre Seurat)의 〈그랑드자트섬의 일요일 오후〉

물질 세계에서의 법칙은 에너지가 높은 곳에서 낮은 곳으로, 질서에서 무질서로 가면서 에너지가 감소하는 법칙이 작용한다.

하지만 영혼 세계의 의식에너지는 시간이 지날수록 에너지가 올라가게 된다. 나의 의식이 좋은 방향으로 가면 다른 사람의 의식에도 좋은 영향을 미친다. 역으로 주위에 어렵고 힘든 사람이 있다면 나도 이 의식의 장에 영향을 받는다. 우리는 의식 공동운명체이다.

우리는 손을 내밀어 서로 안아주고 위로해야 하는 것이다.

제 9장

'영'학자 루돌프 슈타이너

· 암 치료제인 미즐토의 원료인 겨우살이의 효능을
  처음 말한 루돌프 슈타이너
· 독실한 크리스찬인 영(靈)학자
· 영(靈)의 영원성
· 가르침에 대한 견해
· 슈타이너 박사의 가족
· 혼은 육과 영을 매개한다
· 평화는 시간을 초월한다
· 생명체인 에테르 체
· 진리가 살고 있는 혼 – 의식혼
· 영에서 오는 혼의 생명력 – 아스트랄체
· 내면의 성장을 위한 원칙

암 치료제인 미즐토의 원료인
겨우살이의 효능을 처음 말한 루돌프 슈타이너

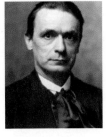

루돌프 슈타이너

루돌프 슈타이너는 1861년에서 1925년까지 살았던 철학자이면서 교육자이었던 분으로 정신세계와 영혼의 세계에 대한 많은 저서를 남겼다.

독실한 크리스찬인 영(靈)학자

독실한 크리스찬이었던 슈타이너 박사는 영적세계에 대한 지식을 가르쳐 주셨던 선각자(Pioneer, 先覺者) 같은 분이다. 그는 철학자이며, 예술가이며, 건축가이며, 교육자이었다. 마치 레오나르도 다 빈치(Leonardo da Vinci) 같은 위대한 천재였던 슈타이너 박사는 너무도 진솔하게 영(靈)의 세계에 대해 우리에게 가르침을 주었다.

영(靈)의 영원성

그의 사상에 가장 기억나는 부분은 영의 영원성, 그리고 선과 진리를 영양분으로 무한히 성장하는 영의 특성상 매일 하루도 빠지지 않고 선과 진리라는 영양분을 영에게 공급해야 한다는 것이다.

가르침에 대한 견해

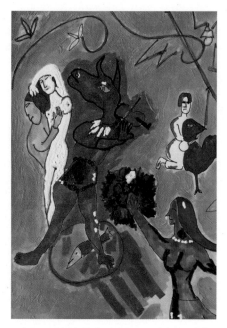

마르크 샤갈의 〈The Dance〉(1949년)

가르침에 대한 견해도 생각이 난다. 가르침을 받을 준비가 되지 않았으면, 가르침이 아무 의미가 없으니 기다리라는 교훈. 만약 내가 진정으로 가르침을 원하고 때가 되면 스승님이 나를 찾아 온다는 것.

다른 사람의 주관적인 세계와 가치관에 개입하지 말고, 무엇을 더하면 선과 진리에 가까워질지에 대해 숙고할 것.

슈타이너 박사의 가족

슈타이너 박사 가족 중에 정신적 문제가 있었던 분이 있었다고 한다. 가족을 치료하면서 도저히 현대 의학적으로는 알 수 없는 정신과 영혼이 육체에 미치는 비밀, 영안이 열린 사람만이 알 수 있는 그 비밀을 알게 된다.

혼은 육과 영을 매개한다

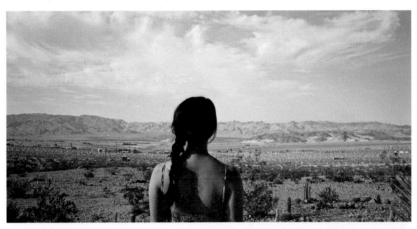

사막에서 디나

육(肉)은 혼(魂)이 매개되어 영과 연결되어 있고, 우리가 죽게 되면, 육이 먼저 죽고 혼과 영이 같이 육을 떠난다. 혼은 결국에는 영을 놓아 주어 영만이 영의 나라로 가게 된다. 혼이 세상을 살면서 누렸던 좋아했던 것에 집착이 남아 있다면, 쉽게 이 세상을 떠나지 못하여 육이 있었을 때의 욕망을 추구하나 이제 죽어 육이 없기에 고통 속에 있게 된다는 것. 이 욕망에 대한 집착이 다 사라질 때까지 영을 붙잡고 있게 된다는 것이다.

인생을 살면서 욕망을 내려놓은 영혼은 쉽게 이 과정을 지나 그 영은 영의 세계로 간다. 영의 세계로 간 영은 다시 환생을 준비하여 자신이 다시 프로그램을 만든다. 다시 환생하여 무엇을 배워야 진리에 가까워질 것인가? 아무리 고생이 되더라도 내가 사는 인생을 통하여 배워야 할 것을 위해 영은 육을 선택하여 새로운 인생을 시작한다.

물론 영의 계획대로 다 되는 것은 아니다. 잘 안 될 수도 있지만, 조급해 할 필요는 없다. 시간이 무한정 있으니 다시 잘 해보면 될 것이다.

평화는 시간을 초월한다

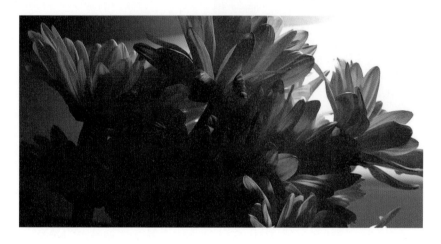

우리는 인생을 살면서 항상 급하다. 찰나의 삶을 사는 것같이 항상 급하여 평화가 없다. 슈타이너 박사도 영혼의 세계에 존재하는 악(惡)에 대해서 말씀하셨다.

무섭고, 두려운 존재들이 영혼의 세계에 존재한다는 대목이 슈타이너 박사의 저서 《신지학》에 나온다. 이 두렵고 무서운 존재들을 에너지 의학에서는 '사탄, 악마, 귀신, 괴물' 이라고 이름 붙인다.
성경에서 이미 이렇게 이름 지었기에 누구도 알기 쉬워서이다.

생명력인 에테르 체

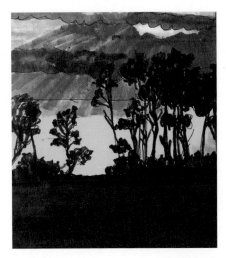

하와이 섬

슈타이너 박사는 동식물의 생명력을 '에테르 체(Ethereal body)'라고 표현하고 있다.

에테르 체는 동·식물에 생명력을 주는 영적 모습이다.

동·식물은 형태 속에서 생명력을 표현하고 있다. 영적인 생명력인 에테르 체를 볼 수 있는 지각은 현실에서 보는 지각인 오감의 작용과 같이 이 영적지각의 능력이 열리면 현실 세계에서 보는 것과 같이 볼 수 있다.

인간의 몸은 광물적인 요소로 구성되어 있지만, 그 생명력인 에테르 체는 생명 세계에 속해 있다. 인간이 살다 죽으면 에테르 체는 생명세계로 가고, 몸은 흙으로 돌아간다. 우리가 보고, 듣고, 맛보고, 냄새 맡고, 느끼는, 오감은 뇌로 하여금 그러한 오감을 느낄 수 있도록 에테르 체가 생명의 힘을 주었기 때문이다.

생명력을 볼 수 있는 영적 기관인 영적 눈이 개발된 사람은 다른 사람의 생명력뿐 아니라 그 사람의 영적 상황을 현실로 보듯이 생생히 바라볼 수 있다.

진리가 살고 있는 혼 - 의식혼

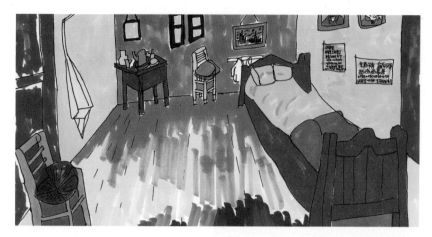

빈센트 반 고흐의 〈아를의 침실〉(1888년)

인간은 또한 감각과 더불어 사고하는 능력이 뛰어나다. 진리에 대한 사고는 순수하며 영원성을 가지고 있고 신에 속한 것이다. 영원한 가치가 있고 이는 영에서 나온 것이다. 영에서 나오는 진리의 빛은 혼을 비춘다. 진리가 살고 있는 혼을 '의식혼'이라고 한다.

영에서 오는 혼의 생명력 - 아스트랄체

혼에게도 영으로부터 오는 생명력이 있는데, 혼을 싸고 있는 혼의 생명력의 영적모습을 '아스트랄체(Astral body)'라 한다. 오감을 느끼는 혼적 부분을 '감각혼(Sentient Soul)'이라 한다. 사고를 하고 사고를 통

해 성장하는 혼을 '오성혼(Mind Soul)'이라 한다. 진리를 생각하는 혼을
'의식혼(Consciousness Soul)'이라 한다. 느낌, 사고, 진리에 대해 관여
하는 혼이 감각혼, 오성혼, 의식혼이다.

내면의 성장을 위한 원칙

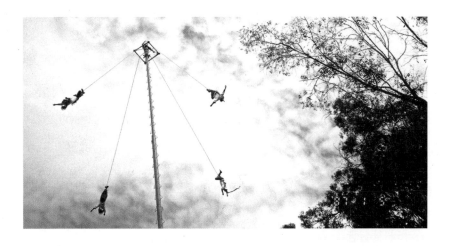

　내면의 힘을 각성시키려면 우리는 내면을 바라보아야 할 것이다.

　인간은 항상 자신이 좋아하는 것만 하고 싶은 욕망이 있고, 그것을 항
상 외부에서 찾는다. 만일 좋아하는 것을 자신의 내면에서 찾기 시작한
다면 모든 것이 달라질 것이다.

　고요함을 사랑하기 시작한다면, 완전한 고요와 정적을 사랑한다면 이
미 많은 것이 변한 것이다. 이와 같은 고요와 정적을 사랑하는 마음은 우
리에게 새로운 세상을 열어준다.

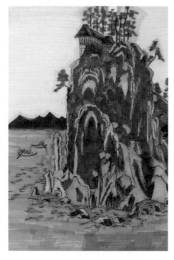

절벽위의 집

내면을 추구하는 마음은 누구의 방해도 받지 않는다. 왜냐하면 내면세계는 스스로 결정하는 문제이기 때문이다.

신지학에서 가장 중요시 여기는 원칙들이 있다. 마음의 문을 여는 첫 번째 관문은 철저히 겸손해 지는 것이다. 무엇을 보든, 누구를 만나든 경건한 마음으로 대하는 것이다.

우리가 우리 주위의 세계에 대한 경외와 존경으로 마음을 채울 때 내면에 잠자고 있던 힘이 깨어난다. 우리는 감각적인 즐거움에 마음을 빼앗기게 되면, 우리는 이것에 갇히게 된다. 목이 마르다고 바닷물을 마시면 안되는 것 같이 끝없이 더 강한 감각의 즐거움을 탐닉하게 된다.

무엇인가 알고자 하는 지식에 대한 갈망도 그것이 단지 자신을 위한 출세와 자신만을 위한 지식이고자 하는 경우에는 영적인 성장에 아무런 도움도 되지 못한다.

슈타이너 선생님의 글이다.

'당신이 구하고자 하는 어떤 인식내용이 당신의 지적재산을 축적하기 위한 것일 때, 그것은 당신이 나아가야 할 길을 왜곡시킨다. 그러나 그 인식을 통해 인격을 고양시키고 세계의 영적진화를 의도할 때, 당신을 한 걸음 더 성숙의 길로 이끌어 줄 것이다.'

이것은 하나의 원칙이고, 반드시 지켜야 할 원칙이다.

'이상 없는 모든 이념은 우리의 혼을 말살한다. 그러나 이상을 간직한 모든 이념은 우리 안에서 생명력을 산출한다.'

여기서의 이상은 사랑이다. 우리가 무엇을 배우고 알고자 하는 모든 것은 사랑을 실천하기 위함이다. 무엇을 생각하든, 무슨 행동을 하든, 그 안에 사랑이라는 이상이 있는가? 끝없이 항상 반문해보라. 이런 행동이, 이런 생각이, 이런 배움이, 나와 이웃의 사랑을 위한 것인가? 사랑에서 시작된 생각인가? 배움인가?

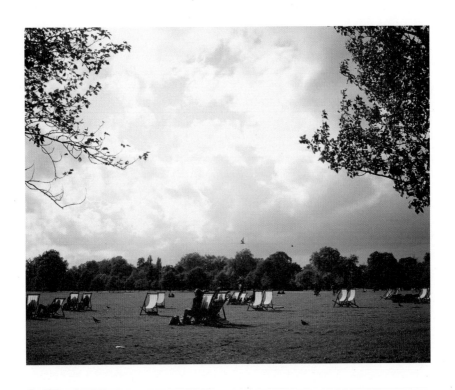

제 10장

에너지 치유사 – 바바라 앤 브렌넌

내가 가장 좋아하는 영적 치유사
– 바바라 앤 브렌넌(Barbara Ann Brennan)

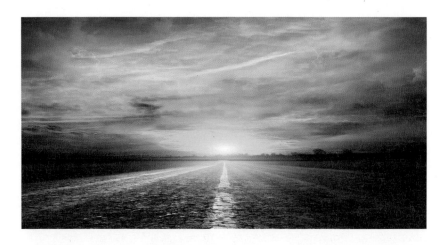

바바라 앤 브렌넌은 치유사이며 과학자이다. 그녀는 위스콘신대학에서 대기물리학 석사학위를 받고, 미항공우주국(NASA)에서 연구과학자로 일했던 과학자이다. 그녀의 책 《Hands of light(기적의 손치유:인간의 기와 오오라로 질병을 치유하는 안내서)》는 슈타이너 박사 이후 에너지 치료서로서 최고의 책이다. 《A guide to healing through the human energy field(인간의 에너지장을 통한 치료안내서)》라는 책 앞쪽 글에 다음과 같은 글이 있다. **"인간의 에너지장에 대한 치료를 통해 질병에 대한 치유의 새로운 패러다임을 제공한다."** 물론 이미 고대로부터 있어 왔던 치료법이지만, 바바라 앤 브렌넌은 특출한 능력으로 에너지장에 대해 상세하게 묘사하고 그에 따른 치료를 보여준다. 그녀의 높은 의식 세계 또한 존경에 마지 않을 수 없다.

그녀의 저서 – 기적의 손치유, 빛의 힐링

그녀는 《Hands of light(기적의 손치유:인간의 기와 오오라로 질병을 치유하는 안내서)》를 저술하고, 뒤이어 《Light emerging(빛의 힐링: 몸과 마음의 치유)》을 출판한다.

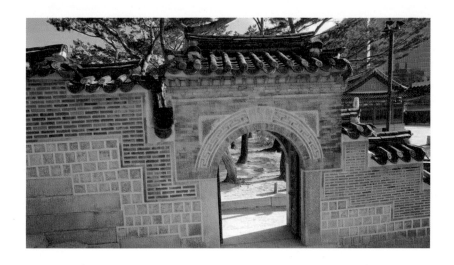

혜연 – 지혜의 영(靈)

처음에 출판한 《Hands of light(기적의 손치유:인간의 기와 오오라로 질병을 치유하는 안내서)》내용 중 그녀가 혜연이라는 지혜의 에너지 체를 만나 대화하는 대목은 정말 아름답다.

그녀가 가지고 있는 영적 오감은 이미 슈타이너 박사께서 100여 년 전에 수행에 의해 내 안에 잠자고 있는 능력을 깨움으로써 각성되는 능력이라고 하셨다. 준비가 된 사람에게는 그것이 능력으로 영적 진화를 돕게 되겠지만, 그렇지 않은 경우에는 오히려 화가 될 수 있다.

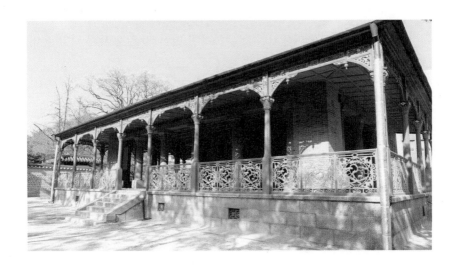

영적 성숙

영적성숙의 과정을 단계적으로 밟아 가면 누구나 다 그녀와 같은 능력에 이를 것이다. 능력을 갖는 것이 중요한 것이 아니라 그만큼 영적성숙이 일어났다는 것이 아름다운 일일 것이다. 그녀의 책에서도 영혼들에 대한 이야기, 두려운 에너지 체들에 대한 언급이 나온다.

예수님께서는 병을 고치시고 귀신을 쫓아내셨다

성경이나 불교서에는 치유를 하는 많은 선지자들이나 고승들의 이야기가 나온다. 성경에서도 예수님께서 많은 귀신들을 쫓아내시고 병을 치유하는 대목이 많이 나온다. 물질적인 병이든 마음의 병이든 영혼의 병이든 에너지적으로 다 하나로 연결되어 있다. 한 가지만이 옳다고 생각하고 병을 물질적인 측면에서만 접근한다면 많은 것을 놓치게 되고 올바른 치유에 접근하지 못 할 수 있다.

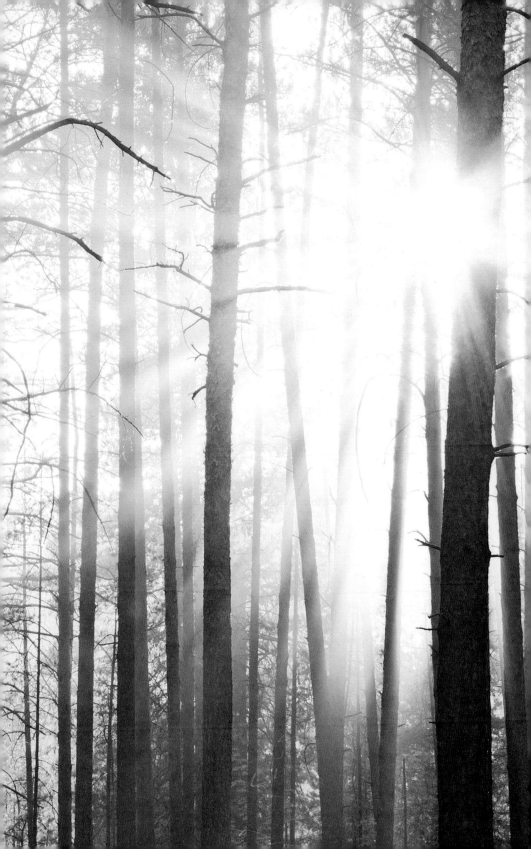

제 11장

당신은 누구십니까?

숭산 스님이 폴 뮌젠에게 묻는다 - 당신은 누구십니까?

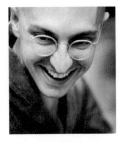

폴 뮌젠

현각스님이 세계 4대 고승이셨던 故 숭산스님을 처음 만났을 때, 숭산스님께서 현각스님께 물었다. "**당신은 누구십니까?**"현각스님은 순간 당황하였지만 곧 대답하였다.

"**제 이름은 폴입니다.**" 숭산스님께서 다시 말씀하신다. "**나는 당신의 진짜 이름을 알고 싶습니다.**"

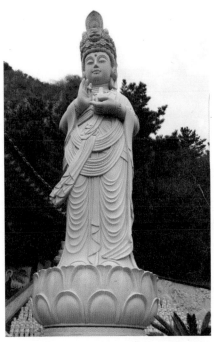

제주 산방산 아래 사찰

폴뮌젠(Paul Muenzen)은 예일대학(Yale University)을 졸업하고, 하버드대학원(Harvard Graduate School)에서 숭산스님을 처음 만난다.

어린 시절부터 진리에 대한 갈망 때문에 하버드대학원까지 진학하여 공부하고 있던 폴 뮌젠은 동양에서 온 키 작은 숭산스님의 유창하지 않은 짧은 영어의 진리에 대한 막힘없는 강의를 듣게 된다.

세계적인 하버드 대학의 교수들도 감히 하지 못한 진리에 대한 막힘 없는 말씀에 그 자리에서 보따리를 싸고 숭산 스님을 따라 한국에 오게 된다.

현각스님의 《만행 하버드에서 화계사까지》라는 저서는 숭산 스님이 살아계셨을 때 하신 말씀들을 폴 뮌젠이 아닌 현각스님이 모아 쓴 책으로 베스트셀러가 되었다.

숭산 스님의 좌우명 – 오직 모를 뿐

소크라테스(Socrates)는 "너 자신을 알라(Know Yourself)."

"내가 아는 것은 내가 모른다는 것이다." 라고 하였고, 숭산스님의 좌우명 역시 "오직 모를 뿐"이다.

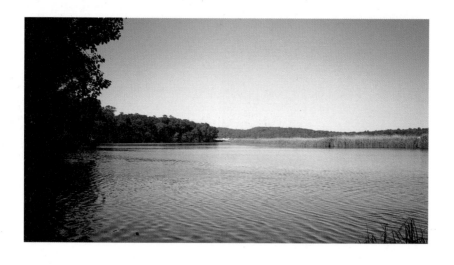

선원

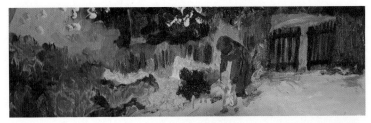

빈센트 반 고흐의 〈첫걸음〉

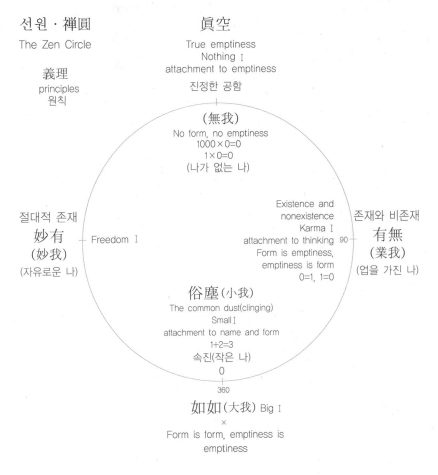

선원 · 禅圓
The Zen Circle

義理
principles
원칙

眞空
True emptiness
Nothing I
attachment to emptiness
진정한 공함

(無我)
No form, no emptiness
$1000 \times 0 = 0$
$1 \times 0 = 0$
(나가 없는 나)

절대적 존재
妙有
(妙我)
(자유로운 나)

Freedom I

Existence and
nonexistence
Karma I
attachment to thinking 90
Form is emptiness,
emptiness is form
$0=1, 1=0$

존재와 비존재
有無
(業我)
(업을 가진 나)

俗塵 (小我)
The common dust(clinging)
Small I
attachment to name and form
$1+2=3$
속진(작은 나)
0

360

如如 (大我) Big I
×
Form is form, emptiness is
emptiness

현각스님의 〈선의 나침반〉에서 발췌

작은 나 - Small I

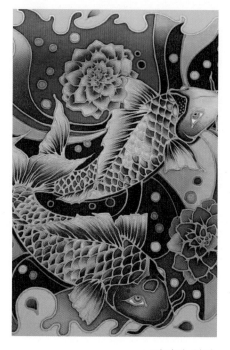

장미와 잉어

Small I(작은 나)에서 Karma I(업의 나) 까지는 0°~90°까지의 영역으로 생각과 집착의 영역이다. 자신에게 이로운 것은 좋은 것, 해로운 것은 나쁜 것이라는 의식이 존재하는 분별심의 영역이다. 이것이 나쁜 것이 아니고, 이 상태에서는 이런 의식으로 살아간다. 사자가 토끼를 잡아먹는 것이 나쁜 것이 아닌 것 같이 의식이 이렇기에 이런 방식으로 사는 것이다.

업의 나 - Karma I

90°의 Karma I(업의 나)는 Nothing I(공의 나)인 180°로 간다. 전에 나는 갓 태어난 어린 생명이 병에 들어 죽는 것을 보고 하나님께 의문을 제기한 적이 있다. 저 어린 생명이 무슨 죄가 있기에 저런 몹쓸 병에 걸려 죽어야 하나요? Karma(불교의 업)에 대한 사상을 알고 그 원인과 결

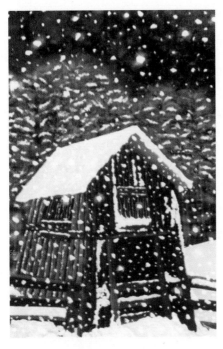

과에 대해 수긍하게 되었다. 우리의 생각과 마음은 전자기 에너지(Electromagnetic energy)이기에 질량이 거의 0이고, 수명은 거의 무한대(Infinite, 無限大)이다. 내가 선한 생각과 행위를 하면 내게 그것이 온다.

반대로 자신의 이익을 위하여 남에게 손해를 끼치면 그것도 되돌아온다. 내일 태양이 안 뜨지는 몰라도, 반드시 돌아온다.

이것이 Karma(업, 業)이다.

눈내리는 숲속의 오두막

공의 나 – Nothing I

Nothing I(공의 나)는 머무는 바 없이 마음을 내는 단계다. 응무소주 이생기심(應無所主 而生其心)의 단계는 생각 없이 현재 순간을 알아차리는 단계이다.

내 마음을 바라보고, 내 생각을 바라보고, 내 행동을 바라보는 위빠사나(관(觀), 밝게 본다)의 단계에서는 마음이 공하고, 생각이 공하니, 업이 만들어지지 않음이다. 악업(惡業)도 업이요, 선업(善業)도 업(業)이다.

내가 이런 좋은 일을 하는구나라고 생각하는 순간, 이미 그것은 업이 되어 나에게 온다. 진정한 겸손은 선행을 해도 자신이 선행을 한다고 생각하지 않는다. 당연히 하여야 할 일을 한다고 생각한다. 아니 생각없이 그 일을 한다.

자유로운 나 – Freedom I

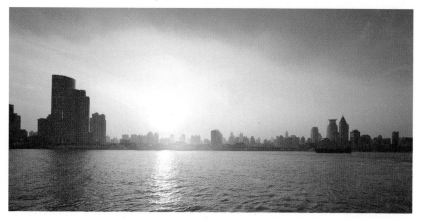

한강의 노을

180°의 Nothing I(공의 나)에서 270°의 Freedom I(자유로운 나)는 니밋따(마음의 빛)을 만나 모든 욕심과 마음에서 자유로워지는 단계이다.

선정에 드는 단계이다. 이제 예수님께서 보여주신 원수를 사랑하는 마음을 낼 수 있다. 무조건적인 사랑을 하는 단계이기에 그렇다.

원수를 사랑하는 것이 억울한 일은 아니다. 원수를 사랑할 수 있는 사람은 세상에서 가장 행복한 사람이다.

마음이 자유로워졌기에 더 이상 마음을 어느 누구도 어찌할 수 없는 단계이다. 석가모니 부처님께서는 이것을 **"마음이 위대함으로 갔다."** 로 표현하셨다.

있는 그대로 큰 나 - Absolute big I

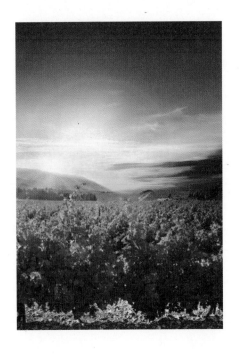

270°의 Freedom I(자유로운 나)는 360° The absolute big I(있는 그대로 큰 나)로 가서 원을 완성한다.

성철스님께서 **"산은 산이요, 물은 물이다."** 라 하셨다. 예수님께서는 **"배고픈 사람에게는 빵을, 목마른 사람에게는 물을 주라."** 고 하신다.

인공위성이 궤도권 안에 진입하면 아무런 힘을 쓰지 않아도 궤도를 돌게 된다.

궤도권 안에 진입하려면 처절한 노력이, 그리고 여기에 더해 때가 되어야 할 것이다.

나 – 진아

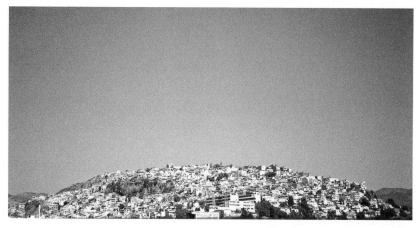

멕시코 마을

　다른 모든 것은 서로 다 공유할 수 있다. 하지만 나(I)라는 것은 공유할 수 없다. 나는 나이다. 나 라는 이곳에 영이 살아가고 있다.

　생각이나 감각을 말하는 것이 아니고, 몸을 말하는 것도 아니다.

　물론 이것도 포함되는 것이지만 나는 더 넓은 의미가 있다. 그 나는 혼과 몸과 더불어 존재하고 있고, 그 나 속에 살아가는 영을 《영적자아》라 한다. 영적자아는 내 안에서 살아가기 때문에 나와 하나가 되고 영적자아를 통해 영혼의 세계를 알 수 있다. 내 생각 속에 어떤 직관이 떠오르면 그것은 영에서부터 온 것이다.

　같은 사물을 두고 감각적으로만 느끼는 사람과 감각에 더해 사물에 대한 직관을 작동시키는 사람이 있는데 이는 영적으로 진화한 사람이다.

직관

직관이 일어난다는 것은 내 안의 영이 직관을 통해 영적세계에서 오는 정보를 나에게 가져다주는 것이다. 나는 혼을 통해서 세상을 보고 직관을 통해서 영적세계를 본다. 인간의 몸은 세상 다른 물질과 분리되어 있다. 마찬가지로 영적세상에서도 다른 영적존재와 분리되어 있는 영적존재를 영인간이라 한다.

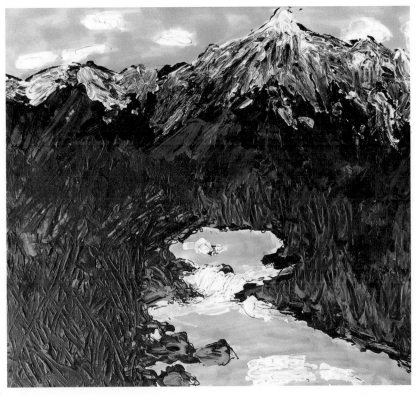

산과 호수

제 12장

수불선사님

· 안국선원의 수불선사

안국선원의 수불선사

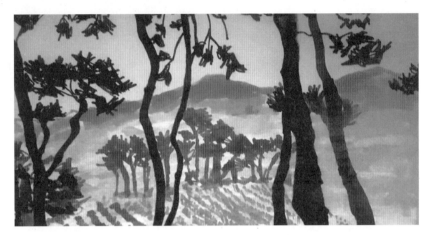

새벽녘 산사

　지하철 2호선 안국역 2번 출구로 나가 마을버스 2번을 타면 2분안에 안국선원에 갈 수 있다. 안국선원에 가서 거기 계신 수불선사님께 공부하러 왔다고 하면 공부하는 날을 예약해 준다.

　나도 병원 환자분의 소개로 수불선사님께 공부하였다. 화두를 받아서 공부하는 방식이다. 내가 받은 화두는 엄지와 검지를 서로 부딪히면서 **"이 뭐꼬?"**－이것이 무엇이냐?－하는 것이었다.

　공부하러 온 사람들이 방 안에 수십 명이 앉아 있었다. 자신들의 생각을 말하기 시작했다. **"신경이 그랬습니다.""뇌가 그랬습니다.""손가락이 그랬습니다.""인연이 그랬습니다.""업이 그랬습니다."**

　별의별 이야기가 다 나온다. 이렇게 수 개월 동안 계속된다.

　수불선사님께서는 **"그것은 아니다."**라고 하신다.

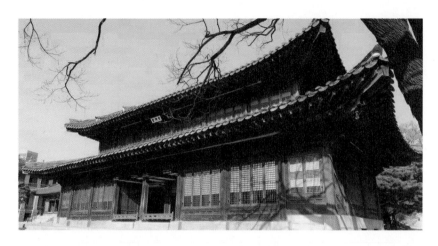

　폭포를 헤엄쳐서 올라가는 물고기처럼, 죽기를 각오하고 철문을 머리로 부수어 뜨리겠다는 각오로 **"이 뭐꼬?"**를 반복하며 공부하라고 한다.

　선원에서는 벽을 바라보고 앉아서 공부하는데 몇몇 사람들은 무엇을 하라는지 이해하지 못하고 포기한다. 공부를 해나간다 해도 너무 막막하다.

　스님들도 와서 같이 공부하는데 그래도 이 분들은 어느 정도 시간이 지나니 선사님께 공부검사 받고 통과했다고 한다. 그때는 무엇을 어떻게 검사받고 통과했는지 정말 모르겠다. 그리고 통과했다는 것이 부럽기만 했다.

　내 차례가 와서 선사님과 마주 앉게 되었다. 그때 주위에 여러 사람들이 있었다. 나는 기독교인이다. 수불선사님께 공부한 것은 불교, 즉 부처님을 믿는 것이라기보다는 수불선사님을 선생님으로 생각하고 공부하는 것이었다. 수불선사님께서는 **"이제 되었습니다."**하고 내게 柏庵(백암)이라는 이름을 써 주셨다.

사람들은 어렸을 때, 아주 어렸을 때 말을 배우기 시작한다. 갓 태어나서는 말을 하지 못한다. 말을 배우기 시작하면서 세상은 의미로 가득 차게 된다. 말이 생겨나면서 '나' 라는 대상을 보는 관찰자가 생겨나고 대상을 의미로 해석한다. 기억을 언어로 저장하고 우리 주변의 모든 것을 기억을 참조하여 해석하게 되고 그것이 세상이 된다.

시상이라는 뇌 부위에서 느끼는 세상을 대뇌피질이 다시 해석하여 세계상을 만들어 내는데 사람마다 그 세상이 다 다르다. 왜냐하면 사람마다 살아온 기억이 다르기 때문이다. 언어가 생겨나고 그 언어에서 기억이 생기고, 기억을 통해 세계가 만들어졌다. 수불선사님은 그 언어 이전, 기억 이전으로 가라고 하신 것이다. 생각이 없는 세상, 언어가 없는 세상, 자연을 있는 그대로 보는 상태로 가라고 하신 것이다.

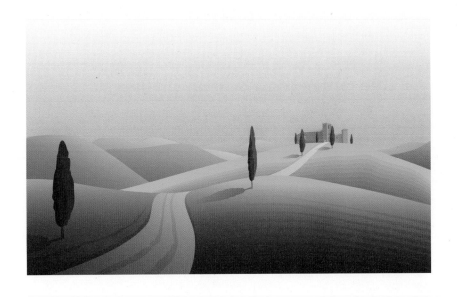

제 13장

태국의 영국 스님; 아잔 브라흐마

· 아잔 브라흐마(Ajahn Brahm)
  - Ⅰ 단계 : 현재 순간 알아차리기
  - Ⅱ 단계 : 생각 없이 현재 순간 알아차리기
  - Ⅲ 단계 : 생각 없이 현재 순간의 호흡 알아차리기
  - Ⅳ 단계 : 호흡에 대한 완전하고 지속적인 주의집중
  - Ⅴ 단계 : 아름다운 호흡에 대한 완전하고 지속적인 주의집중
  - Ⅵ 단계 : 아름다운 니밋따 경험하기
  - Ⅶ 단계 : 선정(거듭남)
· 〈깨달음에 이르는 붓다의 수행법〉 지은이 무산본각에서
  인용한 글이다

아잔 브라흐마(Ajahn Brahm)

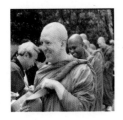

아잔 브라흐마

아잔 브라흐마 스님은 영국 케임브릿지 대학교에서 이론물리학을 공부하고 진리에 대한 갈망이 있어 태국의 아잔차스님 아래에서 수행한 후 스님이 되었다. 그는 불교의 어려운 말씀들을 쉽고 유머스럽게 풀어서 설법(說法)하시는 것으로 유명하다.

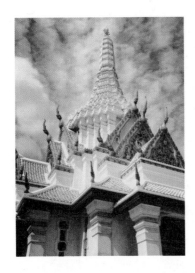 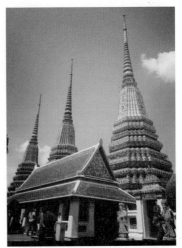

태국의 사찰

세계 수많은 사람들이 스님의 사찰을 방문하고, 스님의 유투브를 본다. 스님이 말씀하는 삶의 본질과 진리에 대한 가르침은 우리들에게 많은 영감을 준다. 스님의 저서 《술 취한 코끼리 길들이기(마음속 108마리 코끼리 이야기), 원제 Who ordered this truckload of dung?》, 《성난 물소 놓

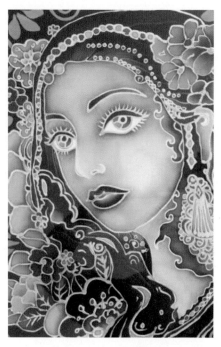

아주기(우리가 원하는 것, 삶이 줄 수 없는 것, The art of disappearing)》를 읽어보면, 진리에 대한 스님의 유머에 웃다가 책이 끝나게 된다. 분명히 웃고 있는데, 마음에는 감동의 물결이 넘쳐 눈물이 난다.

스님이 최근에 낸 《놓아버리기(아잔 브람의 행복한 명상 매뉴얼)》는 선정에 이르는 여정을 쉽고, 자세하게 가르쳐 주는 교과서 같은 책이다.

머리에 꽃을 단 여인

교과서와 참고서가 합쳐진 느낌의 책으로 부처님께서 알려주신 선정에 이르는 호흡법과 바라보는 관(觀)법에 대해 너무도 알아듣기 쉽게 설명해 놓은 책이다. 곳곳에 그 분의 재치와 유머가 깃들인 설명이 있어 이 또한 이해하는데 도움이 된다. 나는 환자분들에게 책을 나눠드리면서, 이 책을 읽는데 그치지 말고 자기 것으로 만드는 수행서로 쓰도록 권하고 있다.

《놓아버리기》에서 설명하는 내용을 소개한다.

Ⅰ 단계 : 현재 순간 알아차리기

Ⅱ 단계 : 생각 없이 현재 순간 알아차리기

Ⅲ 단계 : 생각 없이 현재 순간의 호흡 알아차리기

Ⅳ 단계 : 호흡에 대한 완전하고 지속적인 주의집중

Ⅴ 단계 : 아름다운 호흡에 대한 완전하고 지속적인 주의집중

Ⅵ 단계 : 아름다운 니밋따 경험하기

Ⅶ 단계 : 선정(거듭남)

Ⅰ 단계 – 현재 순간 알아차리기

과거와 미래의 짐을 내려 놓는 것에서부터 시작한다. 무척 어려울 수 있다. 과거를 버린다는 것은 수많은 기억을 내려놓는 것이다.

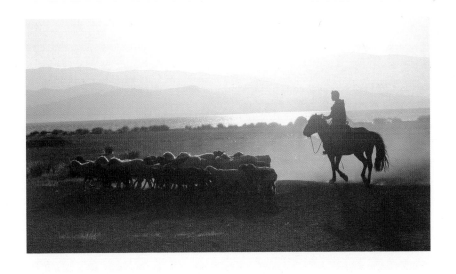

자신의 직업, 교육, 가족, 의무, 형제, 친구 등 수많은 기억들을 다 내려놓으면 우리 모두는 평등해지고 자유로워진다.

　　아잔 브라흐마 스님은 과거를 죽은 기억들로 가득 찬 '관'이라고 표현한다. 이 죽은 기억들로 가득 찬 '관'을 메고 다니지 말라고 한다. 왜냐하면 너무 무거우니까. 그리고 미래도 놓아버린다. 미래의 계획, 바람, 두려움들로 우리는 현재에 살지 못한다. 마음은 항상 과거와 미래에 가 있다. 라이온 킹(The Lion King, 1994)의 대사에서 "At this time"이 나온다. 우리도 At this time이다. 때가 왔다. 지금이다. 깨달음으로 건강과 행복으로 갈 때가 왔다.

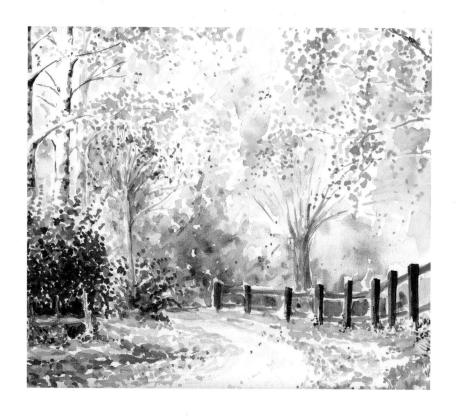

II 단계 – 생각없이 현재 순간 알아차리기

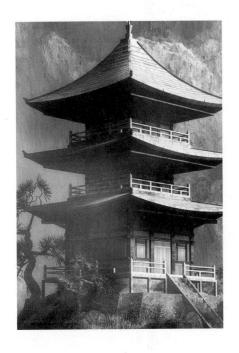

생각 없음이란 내면의 말을 조용히 하는 것이다.

내면의 말은 우리에게 목적의식을 만든다. 나에게 이로운 것에 의해 세상을 판단한다.

성경말씀 사랑절에 **"사랑은 자신의 유익을 구치 아니하며…"**라는 정말 아름다운 구절이 있다. 하지만 너무도 어렵다.

생각에 지배되면 안된다. 생각만큼 내게 큰 영향을 주는 것도 없다. 생각이 떠오른다고 그 생각을 따라 가면 안된다. 항시 생각을 바라보는 것으로 생각의 주인이 되어야 한다.

어떻게 해야 할 것인가?

우리 인간은 모두 다 자신의 유익을 구하도록, 그래서 생존하도록 프로그램 되어있다. 유전자 DNA는 생존이 목적이다. 그래서 영원히 사는 세포인 암 세포도 만든 것이 아닌가? 생각 없이 현재 순간을 알아차린다.

매 순간을 아주 정확하게 알아차리려면 생각할 여유가 없다. 생각하는 순간 현재를 놓치게 된다.

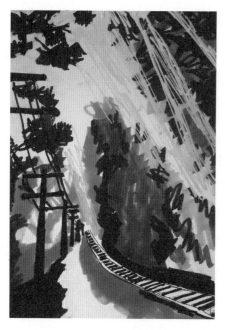
햇살 비추는 기찻길

아잔 브라흐마 스님은 생각 없이 현재 순간을 알아차리는 것은 마치 파티를 개최했는데, 파티의 주인인 내가 손님을 문 앞에서 맞이하며 인사를 나누는 것 하고 같다고 한다. 손님은 매 순간 문 앞으로 다가온다.

손님께 인사하고, 다음 손님을 맞이해야 한다. 순간순간 들어오는 손님께 인사해야 함으로 우리는 생각을 만들어 낼 여유가 사라진다.

이렇게 완벽하게 현재 순간에 있게 되면 내면에서 말이 만들어 질 여유가 사라진다. 그대신 내면의 침묵이 생긴다. 우리는 마침내 의미라는 감옥에서 탈출하게 된다.

지극히 자유로워지고, 후련해진다. 이것에 익숙해지면 생각이 떠올라도 생각을 생각 없이 바라볼 수 있게 된다. 생각이 생각을 만들지 않고, 그냥 지금 생각 그대로 고요히 바라볼 수 있게 된다. 내면의 고요, 아름다운 침묵이 생기게 되고, 당신은 그것을 너무도 사랑하게 될 것이다.

내면의 평강이 자라날수록 당신은 행복해지고, 건강해진다.

이 2단계까지 왔다면, 당신은 정말 대단한 사람이다.

사랑합니다. 당신의 성취를.

그리고 존경합니다.

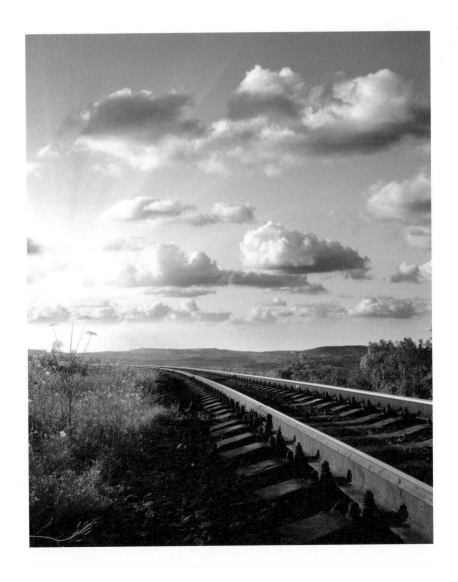

III 단계 – 생각 없이 현재 순간의 호흡 알아차리기

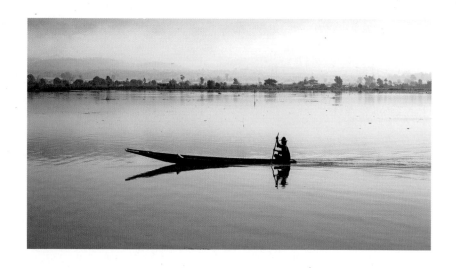

　이제는 마구 들어오는 손님을 맞이하는 대신 한 가지에 집중해야 할 때가 되었다. 그 한 가지를 호흡으로 정하여 하나에 집중한다. 태양의 광선을 돋보기로 한 곳에 집중하여 빛에너지를 모으면 불이 붙듯이, 한곳으로 집중한다. 다양성을 놓아버리고, 한곳에 집중한다.

　아잔 브라흐마 스님은 **"전화기 6대가 한 책상위에서 울리는 것을 1대로 바꾸면 그만큼 가벼워진다."**고 말씀하신다.

　다양성 또한 짐(Burden)이라는 것이다. 이제 석가모니 부처님이 추천하신 **"아나빠나사띠(Anapanasati)"** 수행에 들어왔다. 아나(Ana)는 들쉼, 빠나(Pana)는 날 쉼, 사띠(Sati)는 마음 챙기기 또는 알아차림이다.

"비구들이여, 여기 비구가 숲 속에 가거나, 나무 아래로 가거나, 빈 방에 가거나 하여 가부좌를 틀고, 몸을 곧추 세우고, 전면에 마음 챙김을 확립하여 앉는다. 그는 마음을 챙기면서 숨을 들이쉬고, 마음을 챙기면서 숨을 내쉰다." 모든 집중을 호흡에 한다.

호흡의 경험에 모든 집중을 한다. 들이쉰다, 내쉰다는 생각도 이미 생각이다. 생각은 내려놓고 그저 호흡 그 자체에 집중한다. 코끝을 집중하지도, 복부에 집중하지도 말고, 들이쉬는지 내쉬는지도 몰라도 된다. 호흡을 하는 것 그 자체에 집중한다.

이미 앞의 2단계를 거쳤으니 마음이 과거나 미래로 가지 않을 것이고, 마음 속 해설의 시끄러움도 이미 잠잠해졌으니 오직 현재 이 순간 들어오고 나가는 호흡에 집중한다.

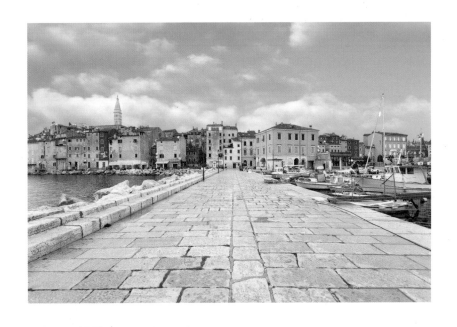

Ⅳ 단계 - 호흡에 대한 완전하고 지속적인 주의집중

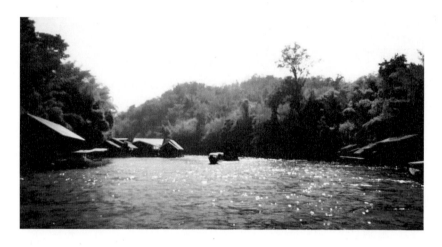

이제 들숨 날숨, 전 과정에 내가 들어간다. 내가 호흡인지, 호흡이 나인지 모르게 되는 단계이다. 몰아의 경지로 가는 단계이다. 이 단계는 움켜쥐려고 하면 안 되고, 온 우주를 놓아버려야 한다. 놓아버리려고 힘을 쓰게 되니 그 또한 어려움이 있다. 내 자신을 지고한 영들에게 맡긴다. 내 자신안의 영의 위대함을 또한 믿는다. 그리고 기도한다.

"그러므로 하늘에 계신 너희 아버지께서 완전하신 것 같이 너희도 완전하라" (마가복음 5:48)

예수님께서 하신 말씀이다. 완전해지는 것에 대해 두려워하지 말자. 예수님께서 그리 되라고 하셨기에 우리는 그리 되는것이 하나님의 뜻임을 믿고 맡긴다. 다 내려놓으면 완전해지는 첫 걸음이 시작된다.

완전한 주의집중이 이루어지면 호흡과 나는 하나가 된다. 이 단계에
서부터 우리는 지복을 경험하기 시작한다. 호흡이 사라지면서 나타나는
평화와 자유를 경험하기 시작한다.

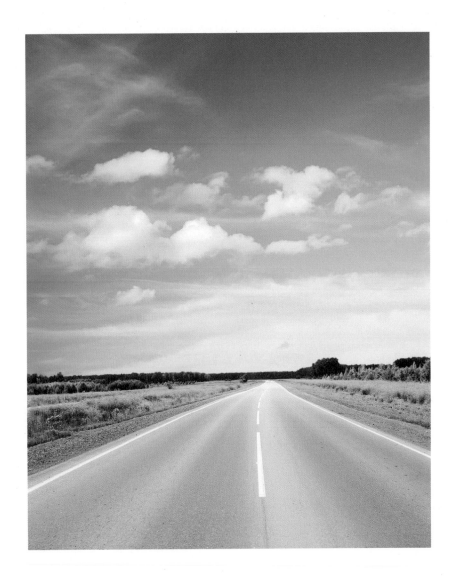

V 단계 – 아름다운 호흡에 대한 완전하고 지속적인 주의집중

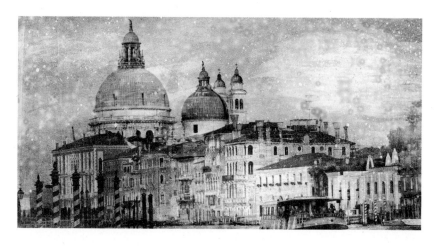

우리는 이제 호흡안에서 편안함을 느낀다. 호흡은 부드럽고 평화로워집니다. 호흡은 이제 아름다움으로 변해 간다.

기쁨이 마음속에서 우러 나온다. 깊은 행복감을 경험한다. 행하는 모든 것이 사라지는 단계이다. 사실 내가 할 수 있는 것은 없다.

아름다운 호흡을 고요하고 평화롭게 지켜 본다. 이제 호흡이 나인지 내가 호흡인지를 지나서 호흡이 사라지고 아름다움만 남는다. 〈놓아버리기〉에서 이 상태를 루이스 캐럴의 〈이상한 나라의 앨리스〉에 나오는 이야기로 묘사한다. 앨리스가 말했습니다.

"갑자기 나타났다 사라졌다 하니까 어지러워요" 고양이가 말했다.
"알았어" 하면서 이번에는 꼬리끝에서 시작해 미소에서 끝나면서 아주 천천히 사라졌다. 그리고 미소는 나머지가 모두 사라진 후에도 한 참동안 머물러 있었다. 앨리스는 말한다. **"어머나! 미소 없는 고양이 는 자주 봤지만 고양이 없는 미소라니! 내가 평생 본 것 중 가장 별 난 것이군"**

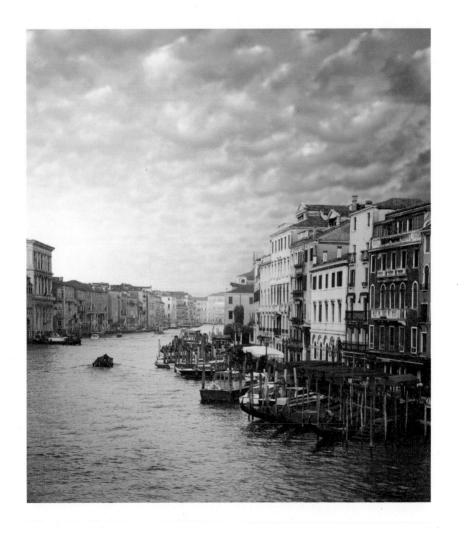

VI 단계 – 아름다운 니밋따 경험하기

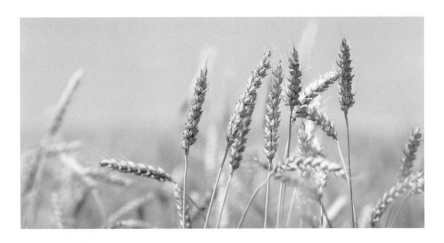

니밋따가 나타난다. 니밋따는 마음의 빛이다. 진아의 빛이요, 영의 빛이다. 니밋따의 모습이 사람마다 다르게 다양하게 나타난다.

진주빛, 하얀빛, 목화솜, 새벽별, 달빛, 금성처럼 빛나는 별, 심지어는 태양의 빛같이 나타난다. 무슨 빛이든 처음 경험해 보는 지고한 아름다운 빛이다. 다섯가지 감각의 세계에 가려 있던 진정한 '나' 이다.

이 첫 경험은 강렬한 평화, 강렬한 감동이다. 이제 호흡은 완전히 사라졌고 고요함과 아름다움 그리고 희열만이 남았다. 이 니밋따는 세상의 어느 것과도 비교할 수 없는 귀한 것이다.

이 니밋따에 가능한 오래 머무는 것이 필요하다.

처음에 나타난 작은 빛에 우리가 집중하고 사랑하며 빛에 머무는 시간이 길어지면 빛이 찬란하게 빛나기 사작하면서 확장되어 당신을 덮어버린다. 그냥 그 빛안에 있으면서 지복을 느낀다. 당신은 이제 선정에 이르기 직전이다.

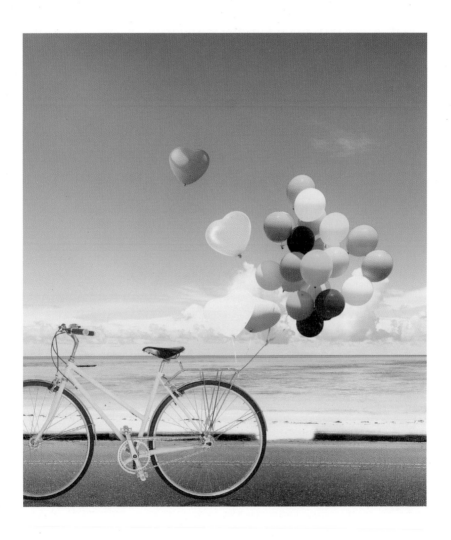

VII 단계 – 선정(禪定)

감각적 욕망, 악의, 나태함과 혼침, 들뜸과 후회, 그리고 의심을 극복하고 욕심의 세계를 벗어나 몸과 마음의 자유를 깨달았으니 어찌 기쁘지 않겠는가.

아제 아제 바라아제 바라승아제 모지 사바하

진리로 건너간 의식은 이제 자유함을 얻었다.

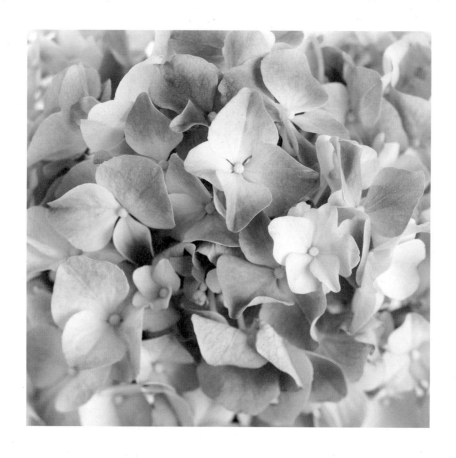

〈깨달음에 이르는 붓다의 수행법〉 지은이 무산본각에서 인용한 글이다

푸른 산 흰 바위 위에
참 모습이 온통 드러나누나 !
붓다의 말씀이다.

백 년 동안을
무의미하게 사는 것 보다는
단 하루만이라도 여기
명상과 축복 속에 사는 것이
더 낫지 않겠는가
백 년 동안을
무지하게 사는 것 보다는
단 하루만이라도 여기
명상과 지혜의 빛속에 사는 것이 더 낫지 않겠는가.

니르바나, 저 불멸을 알지 못한 채
백 년을 사는 것 보다는
단 하루만이라도 여기
니르바나. 저 불멸을 깨닫고 사는 것이
더 낫지 않겠는가.

저 영원의 길을 알지 못한채
취하여 백 년을 사는 것 보다는
단 하루만이라도 여기
불멸의 길을 알고 사는 것이
더 낫지 않겠는가.

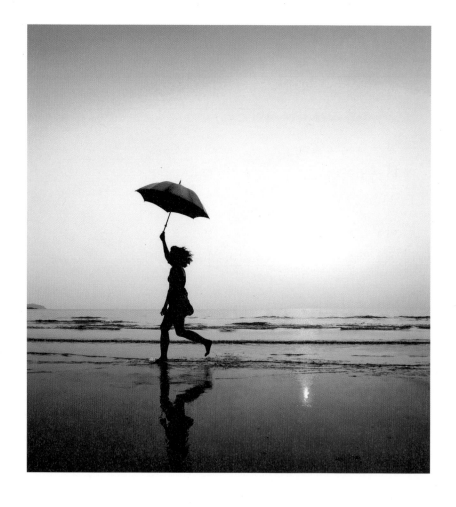

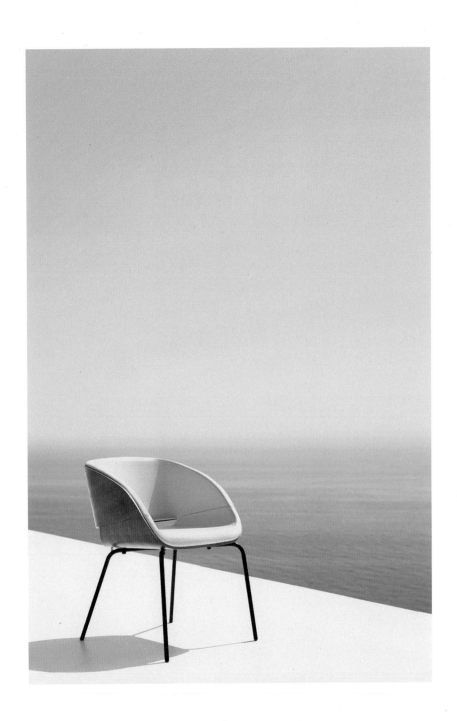

〈깨달음에 이르는 붓다의 수행법〉 지은이 무산본각에서 인용한 글이다

제 14장

리만 제타함수

· 리만 제타함수(Riemann zeta function)

리만 제타함수(Riemann zeta function)

지금부터 설명하는 리만제타함수와 아이슈타인의 상대성 이론에 대한 설명은 내가 생각하는 가설이다.

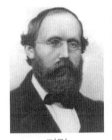
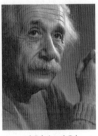

리만　　　　아인슈타인

게오르크 프리드리히 베른하르트 리만(Georg Friedrich Bernhard Riemann)은 1826년도 태어나서 1866년에 사망한 독일의 수학자이다.

리만이 만든 제타함수에서 아이슈타인의 상대성이론이 나왔다.
이 제타함수가 만드는 시공은 물질에너지에 의해 결정된다.

$\zeta(x) = \prod_{P} \dfrac{P^x}{P^x - 1}$ 이것이 시공을 만드는 제타함수이다.

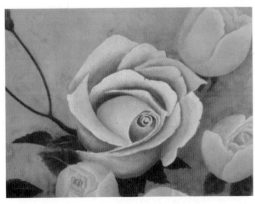

박지순 님 作

의식에 의해 결정된 물질. 즉 우리 의식의 에너지는 인체 내의 시공의 형태를 만들고, 그 만들어진 시공의 구역(Zone)을 우리 몸을 이루는 원자, 분자, 단백질들이 움직인다.

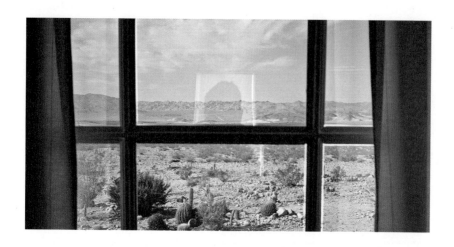

 의식이 변하면 시공이 변하고, 움직이는 원자나 분자의 길이 달라지면 다른 세계가 펼쳐진다.

 $\prod_P \dfrac{P^x}{P^x-1} = \dfrac{8\Pi G}{C^4} \cdot T^{\mu\nu}$ 에서 보듯이 시공이 결정되면 물질에너지도 결정된다. C는 빛의 속도, G는 중력상수, T는 물질에너지텐서, μ와 ν는 시공간 좌표를 나타내는 인덱스이다. 어느 시간에, 어느 공간에 있는가의 중요성을 말한다. 우리가 있어야 할 장소에, 있어야 할 시간에, 그 시간과 장소에 있음이 물질에너지를 결정한다.

 시간이 흐르고, 공간도 변한다. 같은 시간이 있을 수 없음같이 물질에너지도 계속 변해 나간다. '맹모삼천지교' 라는 말에서 보듯 맹자의 어머니는 맹자가 위대한 인물로 자라날 장소를 찾아 3번이나 이사했다는 고사이다. 좋은 에너지가 있는 공간, 좋은 에너지를 내는 장소는 인체에 도움이 된다.

$\prod\limits_{P} \dfrac{P^x}{P^x-1}$ 을 공간에 전개하면 시공이 만들어지고, 아인슈타인의 일반 상대성 이론 공식 우측의 물질에너지 $\dfrac{8\pi G}{C^4}$, $T^{\mu\nu}$ 와 연결하면

$\prod\limits_{P} \dfrac{P^x}{P^x-1}$ 을 뒤에 쓰고

$\dfrac{8\pi G}{C^4} \cdot T\mu\nu = \prod\limits_{P} \dfrac{P^x}{P^x-1}$ 라는 방정식이 만들어진다.

리만 방정식에서 $x = 2$ 를 대입하면 원이 만들어진다.

리만 방정식의 공간그래프에서 제로점이라는 곳이 나타나는데 소수를 리만 방정식에 대입하여 만들어지는 공간 그래프에서 제로점끼리는 최단거리인 직선으로 연결된다.

리만 방정식에서 소수점과 소수점이 나타내는 것을 $\int_\alpha^\beta 1-(\dfrac{\mathrm{Sin}\pi\upsilon}{\pi\upsilon})^2 du$ 으로 표현하고 이것은 원자핵의 에너지 레벨을 나타내는 공식 $[\dfrac{\mathrm{Sin}\pi\upsilon}{\pi\upsilon}]^2$ 과 똑같은 형태이다. 즉 시공이 변하는 점이 제로점이다. 관찰자의 에너지가 변할 때 나타나는 점이다. 그리고 시공이 전개된다.

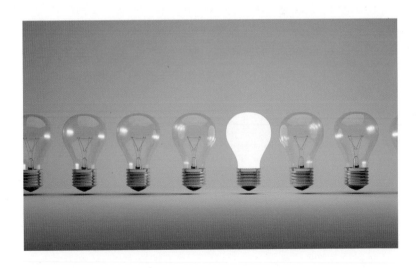

제 15장

오감을 통한 감정의 기억

- 오감; 보고, 듣고, 냄새 맡고, 맛보고 느끼는 것
- 오감이 핵의 유전자에 작용하여 기억 단백질을 만든다
- 반감이 주로 기억을 만든다
- 고리형 아데노신 일인산(cAMP)의 증가는 기억단백질을
  만드는 신호탄이다
- 단백질 카이나제 A
- 분노는 노르에피네프린과 글루탐산 그리고 도파민을 증가시킨다
- 유사분열 촉진 단백질 카이나제(MAPK)는 핵 내로 들어가 유전자
  에 작용한다
- 장기기억이 만들어지는 과정
- 칼슘 - 칼모듈린 의존성 단백질 카이나제 II(CaMK II)는 기억을
  수년, 수십 년 지속되게 만든다
- 기억에 관계하는 수용체 - NMDA 수용체와 AMPA 수용체
- AMPA 수용체가 많아져야 기억이 뚜렷해진다
- 핵속에 있는 CREB-1과 CREB-2는 기억에 관계한다
- MAPK는 CREB-2를 억제하여 기억을 만든다
- 분노는 증폭된다
- CREB-1이 DNA를 풀어 기억 단백질을 만든다

오감; 보고, 듣고, 냄새 맡고, 맛보고 느끼는 것

박문호 선생님의 뇌 과학의 모든 것에서 인용하여 나의 이론을 접목하여 쓴다.

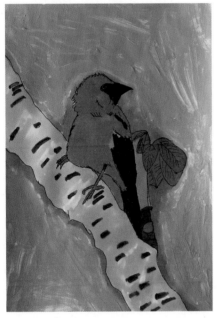

산새

인간이 느끼는 5가지 감각.

보고, 듣고, 냄새 맡고, 맛보고, 느끼는 오감은 바깥에서 들어오는 신호를 인체 내에서 주관적으로 감지하는 것이다.

눈에서 빛을 감지하는 것과 비슷하게 외부의 신호를 감지하여 세포 내로 신호를 보내는 수용체가 G 단백질 결합 수용체(G protein coupled receptor, GPCR)이다.

이 연구로 2012년 듀크대학교 로버트 레프코위츠(Robert Lefkowitz) 교수와 그의 제자 스탠퍼드대학교 브라이언 코빌카(Brian Kent Kobilka) 교수는 노벨화학상을 공동 수상한다. 예를 들면 우리가 스트레스를 받았을 때 나오는 부신피질 호르몬인 아드레날린(Adrenalin)이 인체 내의 세포에 어떤 식으로 전달되어 세포 내로 신호를 보내는가를 알게 된 연구이다. 갑상선 호르몬이 혈액 속을 흐르면서 세포 내로 신호가 전달되는 것은 세포가 그것을 인식하기 때문이다. 정말 중요한 일이 우리 세포 내에서 벌어진다.

1. 호르몬이 수용체에 결합

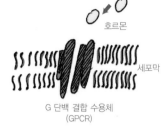

호르몬

세포막

G 단백 결합 수용체
(GPCR)

2. 수용체 모양 변화 후 G단백질과 결합

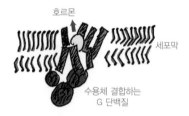

호르몬

세포막

수용체 결합하는
G 단백질

3. 활성화된 G단백질은 분리된 후
   세포 신진 대사 활동 활성화

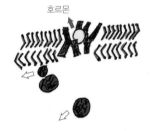

호르몬

4. 수용체에 호르몬이 결합하고 있는 동안에
   수백개의 G단백질을 활성화 함

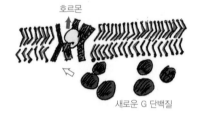

호르몬

새로운 G 단백질

오감이 핵의 유전자에 작용하여 기억 단백질을 만든다

사건을 오감을 통해 경험하고 이것이 우리 인체 내의 유전자에 작용
하여 기억이라는 단백질을 만들어 낸다. 에너지가 물질화 할 정도이며,
물질에너지는 미세시공을 변화시킨다.

사실 오감에 의해 형성된 기억은 그 사람의 매우 주관적인 영향을 받
아서 만들어진 것이다. 감정이 생겨야 기억이 만들어지고, 그 기억이 그
사람의 체질, 장기의 강약, 의식이 머무는 공간에 영향을 주고 받는다.

기억은 이제 나의 감정이, 에너지가 머무는 공간이 된다. 그 기억이 공감이라는 에너지가 뭉쳐 된 것이든, 반감이라는 에너지가 뭉쳐 된 것이든 말이다.

반감이 주로 기억을 만든다

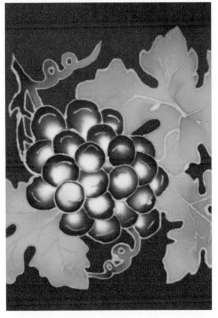
포도

공감과 반감은 모든 사람들에게 같이 있는데 대개는 반감이 많이 있고, 이 반감이 기억을 만든다. 공감은 주로 이상과 꿈을 만든다.

둘 다 모두 기억이지만 반감이 만든 기억과 공감이 만든 기억은 다르다. 반감이 만든 기억은 딱딱한 기억이다.

슬픈 기억, 화난 기억, 괴로 웠던 기억. 반감에 의해 만들어지는 기억은 유전자에 영향을 준다. 유전자는 기억을 만들어내고, 그 기억은 다시 유전자에 영향을 준다.

고리형 아데노신 일인산(cAMP)의 증가는
기억단백질을 만드는 신호탄이다

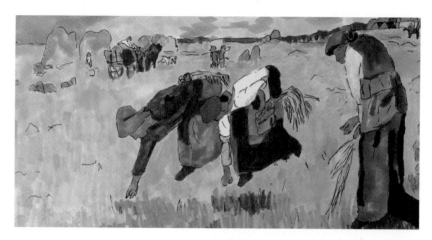

밀레의 〈이삭 줍는 여인들〉

세포 내에 고리형 아데노신 일인산(Cyclic adenosine monophosphate, cAMP) 의 농도가 갑자기 수십초만에 많이 증가하면서 기억이 만들어진다.

고리형 아데노신일인산(Cyclic adenosine monophosphate, cAMP)은 세포 간 신호전달경로에 관여하는 2차 신호전달자이고, ATP에서 유래된 물질이다.

단백질 카이나제 A

이 고리형 아데노신일인산은 단백질에 인산기를 붙이는 효소 중, 가장 먼저 발견되어 A 가 붙은 단백질 카이나제(Protein kinase) A에 결합하여 단백질 카이나제 A(Protein kinase A, PKA)를 활성화시킨다.

분노는 노르에피네프린과 글루탐산 그리고 도파민을 증가시킨다

분노라는 사건으로 노르에피네프린(Norepinephrine), 글루탐산(Glutamic acid)과 도파민(Dopamine)은 순간적으로 인체 내에서 오감의 자극을 통하여 증가하게 되는 호르몬과 뇌신경전달물질이다. 이러한 호르몬과 뇌신경전달물질은 단백질 카이나제를 활성화시킨다.

유사분열 촉진 단백질 카이나제(MAPK)는
핵내로 들어가 유전자에 작용한다

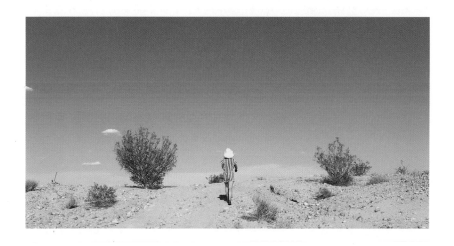

단백질 카이나제는 여러 종류가 있다는 것을 앞에서 설명하였다. 단백질 카이나제 C(Protein kinase C, PKC)는 MAP 인산화효소(Mitogen Activated Protein Kinase, MAPK) 즉 유사분열 촉진단백질 카이나제를 자극한다. MAP 인산화효소는 외부에서 세포 내로 들어오는 오감신호를 받아 기억을 만드는 세포외 신호조절 카이나제(Extracellular signal-regulated kinase, ERK) 중 하나이며, 핵 내로 들어가서 유전자 DNA 에 작용한다.

장기기억이 만들어지는 과정

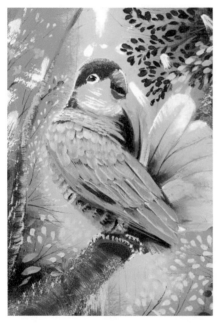

앵무새

장기기억이 만들어지기 위해서는 사건에 대한 강력한 자극이 들어오거나 사건에 연관된 반복적인 자극이 계속되면 장기기억이 형성된다.

이런 반복자극이 신경자극으로 전달되면 세포막에 새로운 수용체를 만든다. 이 수용체가 많아지면 기억이 뚜렷해지고, 수용체가 줄어들면 기억이 희미해진다.

칼슘 – 칼모듈린 의존성 단백질 카이나제 II(CaMK II)는
기억을 수년, 수십 년 지속되게 만든다

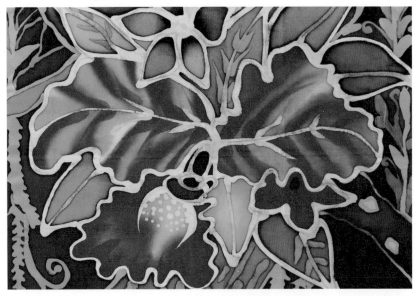

붉은 나뭇잎

단백질 카이나제(PK) 중 기억과 관계된 카이나제인 칼슘-칼모듈린 의존성 단백질 카이나제 II(Ca^{++}-calmodulin dependant protein kinase II, CaMK II)는 자가 인산화 카이나제이다.

자가 인산화라는 것은 스스로 자신이 인산화 과정을 일으킬 수 있다는 것이다. 칼슘-칼모듈린 의존성 단백질 카이나제 II는 기억을 담고 있는 단백질이 분해되는 것보다 더 빠른 속도로 단백질을 합성하여 기억이 수 년, 수십 년 동안 지속되게 만드는 효소이다.

기억에 관계하는 수용체 - NMDA 수용체와 AMPA 수용체

NMDA수용체(N-methyl-D-aspartate receptor)와 AMPA수용체(AMPA receptor)가 세포막에 존재한다. NMDA수용체로 칼슘(Calcium, Ca)이 들어오고, 세포 내에 칼슘이 많아지면 단백질 인산화가 되고, 소포체 막에 있던 AMPA수용체가 세포막에 가서 붙는다.

AMPA 수용체가 많아져야 기억이 뚜렷해진다

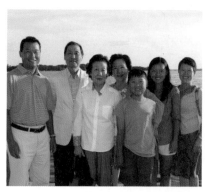

AMPA 수용체가 많아져야 기억이 뚜렷해진다. 세포 내 칼슘 농도가 떨어지면 단백질에서 인산이 떨어져나가고, 기억이 희미해진다. NMDA수용체로 칼슘이 얼마나 들어오는가가 기억에 중요하다.

미네소타에서 장인어른 장모님
그리고 이모님가족들

핵속에 있는 CREB-1과 CREB-2는 기억에 관계한다

감정을 발생시키는 사건을 오감으로 감지하고 이것이 드디어 핵 속의 전사조절인자인 cAMP 반응요소 결합단백(Cyclic responsive element binding protein, CREB-1)을 활성화시킨다. 이 핵 속에는 CREB-1 뿐 아니라 CREB-2 도 존재한다. CREB-2 가 하는 일은 CREB-1 이 작동하여 기억을 만들지 못하게 억제하는 일을 한다.

MAPK는 CREB-2를 억제하여 기억을 만든다

그런데 유사분열 촉진단백질 카이나제(Mitogen Activated Protein Kinase, MAPK)가 핵 내로 유입되어 CREB-2 를 억제한다.

분노는 증폭된다

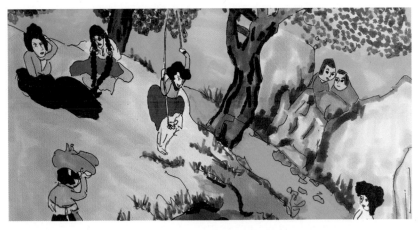

혜원 신윤복(조선후기 화가)의 〈단오풍정〉

기억은 유사분열이 촉진되는 것과 관계된다는 것인데, 분노가 다시 더 분열하여 더 큰 분노를 부르는 무한증폭의 과정을 갖게 된다.

CREB-1이 DNA를 풀어 기억 단백질을 만든다

CREB-1 이 DNA 이중 나선 가닥을 풀어 DNA의 한쪽 면 염기의 모습이 드러난다. 염기의 배열순서에 모든 생명의 비밀이 들어있다. 결국 분노라는 사건이 DNA 가닥을 풀게 된다. 풀어헤쳐진 DNA 염기서열을 전사(Transcription) 하기 시작한다. 분노 사건 때의 감정, 상황, 분위기 등을 기억하기 위해 유전자까지 풀어서 단백질을 만들기 시작한다.

이렇게 분노 사건이든 슬픈 사건이든 감정에 물든 기억이 만들어지는 과정은 핵의 유전자에 영향을 주고 만들어진 기억 단백질은 자체 내의 에너지 장을 형성하게 된다.

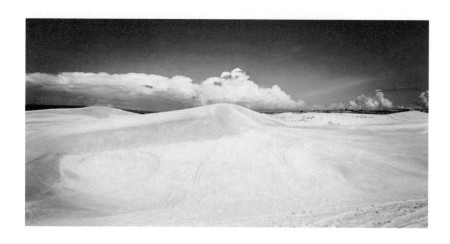

제 16장

의지력은 뇌를 강하게 한다

의지력을 키우는 수행법; 호흡

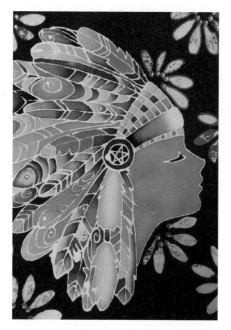

인디언 꼬마

강력한 의지력을 가지고 하나에만 집중한다. 아무 생각없이 일주일만 참을 수 있다면 깨달음에 이른다는 이야기를 어렸을 때 들었다. 일주일은 커녕 보통 사람이라면 1분도 견디지 못하고 다른 생각을 하기 시작할 것이다. 의지력은 전전두엽의 진화를 촉진한다. 이는 내 안의 생명력을 진화시킨다.

자유를 얻겠다는 일념은 시상그물핵을 통해
두정엽을 억제하여 시공간과 자아를 지운다

하나에 집중하여 마음의 번뇌에서 벗어나 자유를 얻겠다는 일념으로 몰입하기 시작하면 우뇌의 전전두엽에서 강력한 의지가 작동하고 이것이 다시 좌뇌의 전전두엽으로 연결되어 신호가 아래에 있는 시상그물핵으로 연결된다. 시상그물핵에서 분비되는 가바(GABA)는 두정엽을 억제하여 좌뇌와 우뇌 두정엽으로 들어가는 외부자극에 대한 반응을 억제한다.

우측 두정엽은 공간지각에 대해서, 좌측 두정엽은 내 몸에서 올라오는 신체 감각에 대해 관장하는데, 이 두 기능이 사라져 공간이 사라지면서 내 몸에 대한 감각도 사라진다.

시공과 자아 뒤에 나타나는 영

물질세계의 자극이 사라지고, 내 안의 모든 세포들이 고요함 속에 있게 되면 내가 인식하게 되는 것은 일시적인 몸이 아니고, 영원성의 영을 인지하게 된다.

전전두엽에서 발생한 의지력은 기억을 조절한다

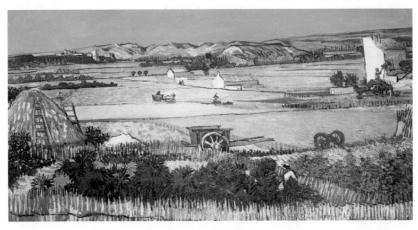

빈센트 반 고흐의 〈라크로의 추수〉

전전두엽(Prefronta lobe)의 강한 의지력은 감각연합영역(Sensory association Area)과 연결되어 그 감각과 오감에 의해 형성되는 기억을 조절할 수 있다. 처음부터 전전두엽은 감정에 대한 억제력이 작동하여 좋은 감정의 기억 단백질을 만들 수 있다.

전전두엽의 의지력이 기쁨을 만든다

전전두엽이 측좌핵에 자극을 주면 이 측좌핵이 담당하는 기쁨의 감정이 샘솟듯 나오게 된다. 이 기쁨이 편도체와 해마로 퍼져 나간다. 편도체의 장기 기억을 기쁨으로 바꿔나간다. 기억에 기쁨을 덧입혀 그 당시 시공의 기억을 변화시킨다.

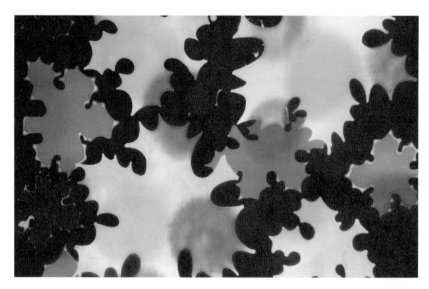

단풍

제 17장

마음의 빛

지복감; 사는 동안 단 한번만이라도 느끼고 싶은 지복감

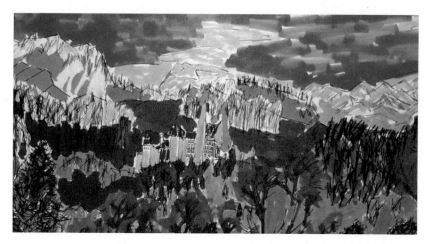

푸른 가을날

"석가모니 싯달라 즉 부처님은 아나빠나사띠 수행을 통해 얻어
지는 지복감(至福感)을 두려워해야 할 필요가 어디 있는가?"하셨다.

그 지복감은 물질적 대상이나 감각적 즐거움에 대한 집착에서 완전히
벗어난 데서 오는 순수한 지복감이다. "나는 이제 아나빠나사띠 수행
에서 오는 지복감이 두렵지 않다." 이는 지산 스님이 쓴 '붓다의 길
위빠사나의 길'에 나오는 대목이다.

석가모니 부처님이 선정에 들기 직전에 니밋따를 통한 지복감으로 들
어가는 대목이다. 고행으로 수련을 하던 석가모니 부처님은 지복 즉 지
극한 행복감이 몰려오는 것에 대한 걱정이 있었다. 하지만 금세 아셨다.
이 지복감은 물질적, 감각적 지복감이 아닌 모든 집착에서 자유로워지면
서 오는 지복감이라는 것을.

마음의 빛

이 때에 강력한 각성에 의해 촉발된 마음의 빛을 따라가야 한다. 절대 놓치지 말고, 생각도 일으키지 말고, 마음도 일으키지 말고, 계속 이 빛에 집중한다. 너무 편하다하여 치우치지 말고, 평정심을 유지하면서 그 빛을 붙잡고 계속 유지하면서 붙들고 늘어진다.

빛이 안정되기 시작하여 내 안에 빛이, 빛 안에 내가 있게 될 때까지 머문다. 이제 그 빛이 더욱더 밝게 빛나기 시작한다. 처음에 본 것은 나(진아, 眞我)이고, 이제 나안의 영을 만나는 단계에 이르면 태양보다 더 밝은 빛을 보게 된다.

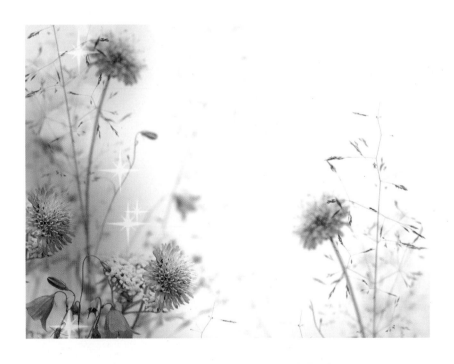

제 18장

우리 우주의 시작; 빅뱅

빅뱅

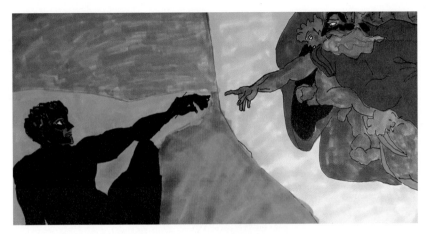

미켈란젤로(1475~1564)의 〈천지창조〉

137억년 전 우주에 존재하는 물질과 에너지가 작은 점에 갇혀 있다가 대폭발과 함께 팽창하기 시작했다.

우주가 자발적 대칭 파괴가 되면서, 10^{-43}초의 플랑크 타임(Planck time)에 중력(Gravity)이 나온다. 10^{-13}초에는 강한 상호작용인 원자력이 10^{-12}초에는 약한 상호작용(약력)과 전자기 상호작용이 나온다.

약한 상호작용은 원자핵 내의 중성자의 베타 붕괴시 W와 Z보손(Boson)의 교환 때문에 생긴다. 약한 상호작용인 약력은 강한 상호작용(강력, 원자력)의 10^{13}분의 1이다.

10^{-6}초에는 양성자와 중성자가 만들어진다. 베타붕괴는 원자핵내의 중성자를 양성자와 전자, 반중성미자로 변화시킨다. 이 베타붕괴가 일어나면서 원자핵 내에서 양성자의 변화가 일어나서 원자번호가 바뀐다.

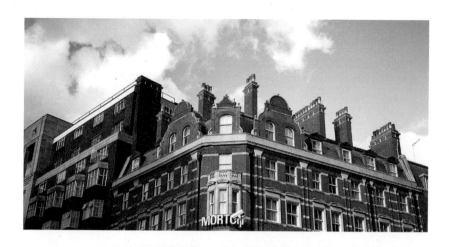

베타붕괴에는 베타플러스(+) 붕괴와 베타 마이너스(-) 붕괴가 있다. 하드론(hardron, 강입자)은 쿼크(quark)와 글루온(gluon)으로 만들어진 입자이다. 이 하드론은 강한 상호작용으로 결합되어 있다.

빅뱅이 일어난 후에 원자에너지(강한 원자력 그리고 약한 원자력), 중력, 전자기에너지가 빅뱅에서 떨어져 나왔다. 수소(H)와 헬륨(He)이 빅뱅 3분 후 생겨났고 이것이 별과 별 사이 공간을 만들어 낸다.

태양의 수십 배에 달하는 별이 폭발하기 찰나의 전에 핵융합으로 탄소(C), 질소(N), 산소(O)들이 생겨난다.

전자기 에너지의 성질 - 전자기 에너지는 강력하다

전자기 에너지는 핵력(강한 상호작용)의 약 137분의 1 정도의 엄청난 힘을 가지고 있다. 이 전자기장의 양자는 광자이다.

빛 에너지는 전자기 에너지의 양자라 하여 광양자이다.

아인슈타인은 빛이 공간을 진행할 경우 광양자라 하였다. 양자는 '얼마나 많이' 라는 뜻인데, 광양자는 빛의 양자이다.

솔리톤은 세포내에서 정보전달을 하는 비선형 에너지체이다

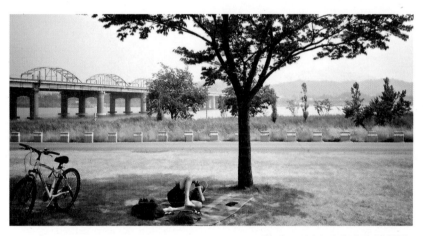

한강 고수부지에서의 망중한

빛 에너지가 집중되어 입자 같이 행동하는 솔리톤(Soliton)은 비선형파동(非線形 波動)이다. 솔리톤(Soliton)은 세포내의 정보 전달에 사용되는 비선형 에너지체이다.

솔리톤의 비선형 에너지체는 세포 내의 상호작용에 의해 강화되고 계속 사라지지 않고 유지된다.

미토콘드리아는 양자를 생산한다

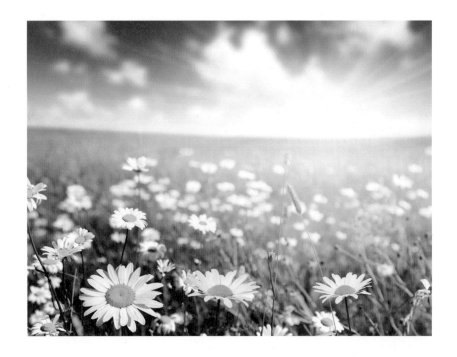

세포 내의 미토콘드리아(Mitochondria)는 엄청나게 많은 양자를 생산한다.
우리의 핵 내에 존재하는 유전자인 DNA에서도 광자가 발생한다.
태양에서 나온 빛은 전자에 작용한다.

지구 내의 모든 생명체와 모든 무생명체를 이루고 있는 원자의 전자
에 작용한다. 심장의 전자기파와 뇌파가 서로 영향을 주고 받듯이 미토
콘드리아에서 발생하는 양자와 핵의 유전자에서 생성되는 광자는 서로
에게 영향을 주고 받는다.

원자보다 더 작은 세계 – 쿼크(Quark)

원자는 원자핵과 원자핵을 도는 전자로 이루어져 있다. 원자핵은 양성자와 중성자로 이루어진다. 양성자는 2개의 위(Up) 쿼크(Quark)와 1개의 아래(Down) 쿼크(Quark)로 이루어져 있다. 위(Up) 쿼크와 아래(Down) 쿼크는 강한 상호작용(핵력)으로 묶여 있다.

양성자는 원소의 종류를 결정한다

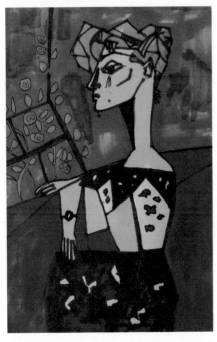

파블로 피카소의 〈장미꽃과 자클린〉(1954년)

양성자의 질량은 전자질량의 약 1,836배이고 양성자의 수가 원소의 종류를 결정한다.

중성자는 전하가 없는 양성자보다 무거운 핵자이다. 자유 상태에서는 불안정하나 원자핵에 갇히면 안정적이다. 중성자는 핵력으로 묶여 양성자 사이에서 핵을 안정시킨다. 중성자의 수는 물질의 동위 원소를 결정한다. 자유전자는 광자(빛에너지)를 흡수하거나 방출한다.

원자에 작동하는 힘에 따라 원자의 위치와 활동양상이 결정된다

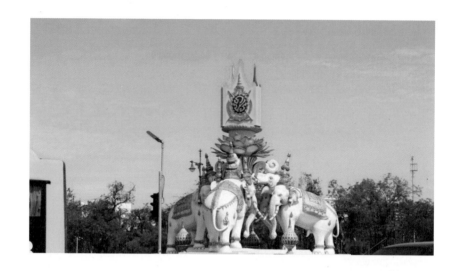

원자에 작용하는 힘에 따라 원자의 위치와 활동 양상이 결정 된다.

원자에 작용하는 외부온도, 빛 그리고 공간에 날아다니는 전자기파, 전자기 에너지, 약력, 강력, 중력 등 모든 에너지의 변화는 원자에 영향을 준다. 우리 세포의 핵 내의 DNA는 단백질을 만들기 위해 RNA를 복제한다. 복제가 시작되면 DNA안에 광자가 발생한다. 태양에서 나온 빛에너지는 DNA에서 발생하는 광자 같이 작용한다. 태양의 빛에너지는 세포내의 전자로 흡수되어 전자의 에너지가 순간적으로 높아진다. 이렇게되면 전자는 원자핵을 돌고 있는 궤도 보다 더 바깥쪽 궤도를 돌게 된다.

물질과 에너지는 서로 변환가능하다

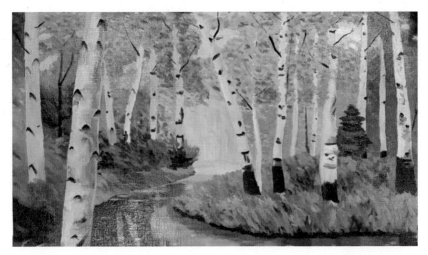

아인슈타인의 상대성 이론인 $E=mc^2$ 에서 E는 에너지(Energy)이고 m은 물체의 질량(Mass), C는 빛의 속도(The velocity of light)를 나타낸다.

물체는 에너지로 변할 수 있고 에너지 또한 물질화 할 수 있다.

시간과 공간도 에너지이고 에너지가 시간과 공간이다.

$R^{\mu\nu} - \dfrac{1}{2}g^{\mu\nu}R = \dfrac{8\pi G}{C^4} \cdot T^{\mu\nu}$ 는 아인슈타인의 일반 상대성이론이다. 우주의 시간과 공간이 에너지에 의해 결정된다는 것이다.

$R^{\mu\nu} - \dfrac{1}{2}g^{\mu\nu}R$ 은 시간과 공간을 나타내는 것이고, 우측의

$\dfrac{8\pi G}{C^4} \cdot T^{\mu\nu}$ 는 물질에너지의 총량을 나타낸다.

세포내의 모든 신호체계도 전자기파이다. 우리의 생각과 감정은 모든 세포의 전자기파가 서로 간섭되고 중복된 결과이다. 인체 내의 미세 시공은 인간의 생각 에너지와 마음 에너지에 의해 변화한다.

제 19장

믿음

· 끌어당김의 법칙
· 믿음의 힘

끌어당김의 법칙

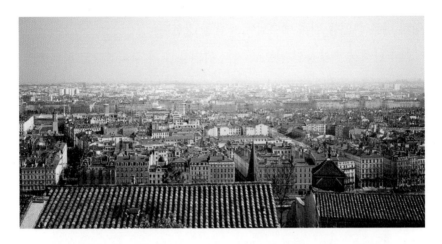

  우리가 믿는 것이 생기면 이것은 외부에서 우리가 믿는것과 같은 종류의 에너지를 끌어 당기는 끌어당김의 법칙이 작동한다.

  우리가 만약 건강이라는, 사랑이라는 높은 에너지의 믿음을 갖는다면 여기에서 발생하는 전자기파는 모든 세포의 전자기파의 기본값을 상향시킨다. 이런식으로 에너지가 증가하는 방향으로 신호 전달체계가 작동하면 우리는 건강해지고 강해진다.

믿음의 힘

  성경에서는 "그리하면 그렇게 되리라, 내 믿음대로 되리라. 네가 겨자씨 만한 믿음이 있느냐? 그 겨자씨 만한 믿음으로 태산을 옮기리라."

백부장이라는 당시 로마 군대의 장교가 예수님을 찾아온다. 그는 자신의 아픈 하인을 위해 예수님께 도움을 청한다.

예수님께서 백부장의 집으로 가서 하인을 고쳐 주시겠다고 하니 백부장은 **"예수님께서 지금 이 순간 이곳에서 하인이 나았다 하면 하인이 건강해 질 것입니다."**라고 한다.

예수님께서 말씀하신다. **"이스라엘에서 이만한 믿음을 본 적이 없다. 너의 믿음대로 너의 하인이 나았느니라"**

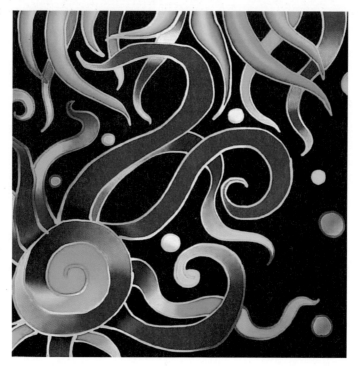

비단

제 20장

동양의학

- · 동양의학(한의학)
- · 양방의사는 동양의학을 한방의사는 서양의학을 잘 알아야한다
- · 에너지 즉 기(氣)를 중요시하는 동양의학
- · 모든 세포는 자신의 에너지가 있다
- · 나의 어머지께서는 길렌바레증후근을 앓으셨다
- · 범사에 감사하라 그리고 항상 기뻐하라
- · 수소음심경의 유심적 해석
- · 수태양소장경의 에너지는 피를 관장한다
- · 피는 가장 영적인 물질이다
- · 수태양소장경은 무의식의 에너지를 조절한다
- · 수양명대장경의 성질
- · 수양명대장경을 잘 나타내는 불교에서의 팔정도
- · 사랑절
- · 대장에 사는 생명체
- · 악! 하면서 못움직이게 하는 허리근육
  - 요방형근; 허리아픈 사람은 다 이 근육이 잘못되어 있다

동양의학(한의학)

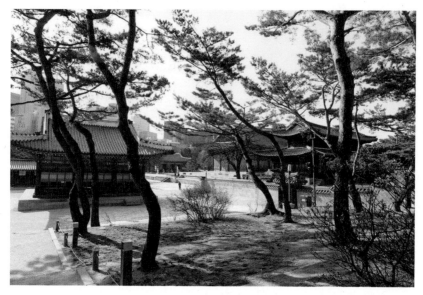

고궁

서양에는 서양의학이 있듯이 동양에는 동양의학이 있다.

서양의학의 특징은 병을 분석하고 쪼개서 세분화하여 유전자적, 생화학적, 분자적으로 깊이 파고들어가는 특성이 있다.

이렇게 세분화하여 연구하는 서양의학은 나름대로의 장점이 있다. 하지만 전체적인 것을 놓치기 쉬운 단점도 있다.

동양의학은 세분화하기 보다는 전체적인 것을 중시한다. 음양오행이라는 동양철학적 우주관을 통해 전체적인 관점으로 환자에게 접근한다.

양방의사는 동양의학을 한방의사는 서양의학을 잘 알아야 한다

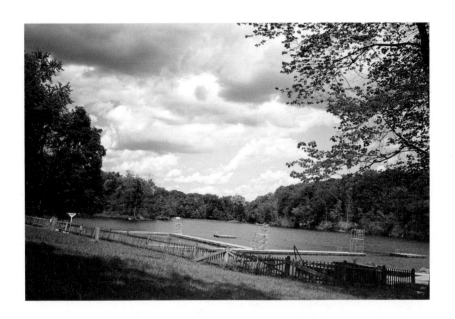

　서양의학을 하는 의사는 동양의학적 사고를 배우고, 동양의학을 하는 의사는 서양의학적 지식을 습득하는 것이 환자의 치료를 위해서는 반드시 필요하다.

　서양의사로서 동양의학의 뿌리인 음양오행에 대한 깊은 이해가 없다면 제대로 된 치료적 접근을 환자에게 하기가 어렵다.
　마찬가지로 동양의학을 하는 한의사분들도 서양의학적 지식이 없다면 환자에게 가장 최선의 치료를 하기 어렵다.

에너지, 즉 기(氣)를 중요시하는 동양의학

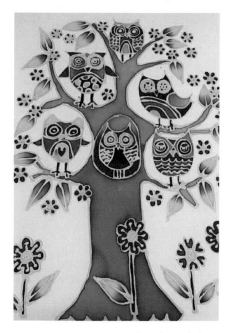

나무와 부엉이들

서양의학이 물질적인 면을 중시한다면 동양의학은 에너지(Energy, 기氣)를 중시한다.

인체는 정신적, 감정적 에너지가 흐르는 통로인 경락이 존재한다.

전류가 흐르면 자기장이 형성 되듯이 십이경락을 흐르는 에너지의 흐름은 인체 전체에 자기장을 형성하여 모든 세포에 영향을 미친다.

모든 세포는 자신의 에너지가 있다

모든 세포는 자신의 에너지가 있고 이 에너지들이 모여 한 개체의 에너지적 특성이 나타난다.

한 개체가 건강한 에너지 흐름을 유지하는 것이 질병으로부터 자신을 보호하는 것이다.

나의 어머지께서는 길렌바레증후근을 앓으셨다

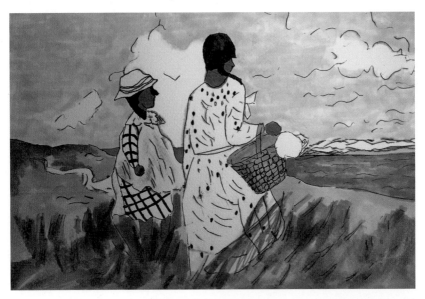

제임스 섀넌(James Jebusa Shannon, 1862~1923)

　예전에 저의 어머니께서 '길렌바레증후군(Guillain Barre syndrome)' 이라는 면역 세포가 신경을 공격하여 마비가 오는 병에 걸리신 적이 있었다. 심해지시면 산소통에 들어가서 호흡을 유지해야 하는 상황이었다.

　어머니께서는 그 당시 매우 어려운 상황임에도 자신이 가지고 있는 하나님에 대한 믿음을 굳건히 하시고 기쁨으로 기꺼이 기도하셨다.
　어느 날 새벽녘에 입원하고 계신 병동에서 크게 소리치는 말씀을 듣는다.

범사에 감사하라 그리고 항상 기뻐하라

 그것이 '범사에 감사하라 항상 기뻐하라'였는데 이 외치는 소리를 들었던 어머니께서는 기적적으로 회복하는 단계로 진행되셨다.

 기뻐하는 마음이 적어지면 무엇인가를 갈망하게 되는데 그러다 보면 집착하게 되고 마음과 몸은 약해지게 된다.

 존재 그 자체에 대한 기쁨이 있다면 만족할 것이며, 더 이상 무엇을 찾지 않을 것이다. 있는 그대로의 자신을 감사하고 기뻐하는 것이 가장 우리가 해야 할 일이다.

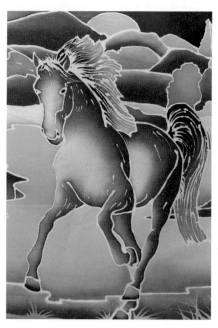

달리는 말

수소음심경의 유심적 해석

 말이 갈퀴를 휘날리며 초원을 달리는 모습, 자신의 아름다움에 취하는 모습이 수소음심경의 유심적 해석이다.

 자신을 사랑하는 것, 그것은 이기적인 것이 아니다. 자신을 사랑하는 만큼 이웃을 사랑할 수 있는 것이다.

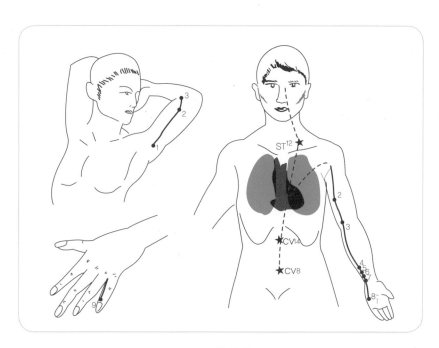

수소음심경

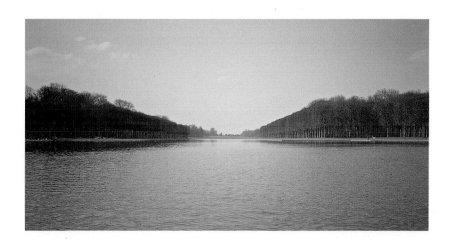

수태양소장경의 에너지는 피를 관장한다

수태양소장경의 태양은 차가운 물의 의미가 있다. 소장은 화의 경
락이다. 물과 불이 만나는 인체의 물질은 혈액이다.

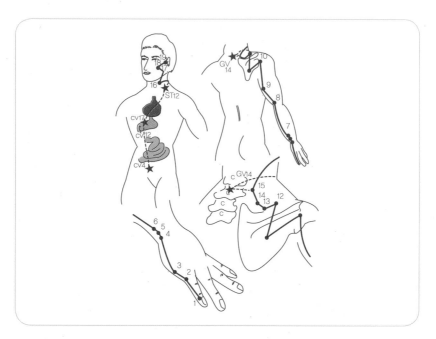

수태양소장경

피는 가장 영적인 물질이다

루돌프 슈타이너 박사의 신지학에서는 혈액을 가장 영적인 물질로 생

각한다. 생명을 주는 물질인 혈액은 소장경과 관계되고 소장경은 무의식과 관계되는 경락이다.

수태양소장경은 무의식의 에너지를 조절한다

소장은 인체 내에서 면역세포들이 가장 많이 모여 있는 곳이다.

우리가 심리적 역전(Psychological reverse)를 치료할 때도 이 소장경락의 경혈점(소택혈 혹은 후계혈)을 자극하면서 내 자신을 용서하고 사랑한다고 외치는데, 소장경이 무의식으로 연결되기 때문이다.

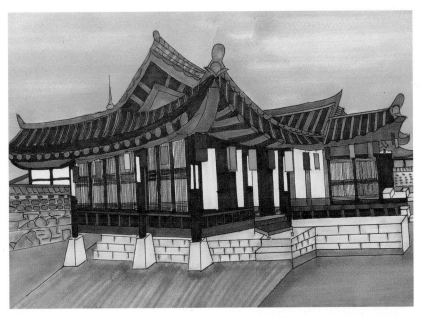

고택

수양명대장경의 성질

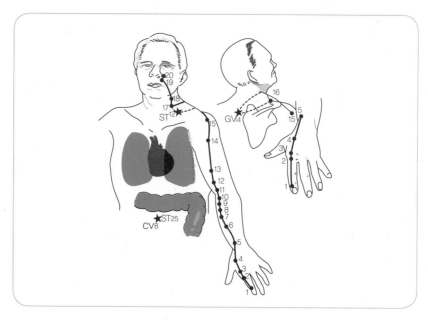

수양명대장경(手陽明大腸經)

수양명대장경은 바짝 말리는 양철조각의 에너지와 순백의 가을날 밝은 햇빛이 합쳐진 가난하지만 꼿꼿하게 자신의 바른 뜻을 펼치는 선비와 같은 에너지이다.

양명의 칼날은 우리 마음속에서 일어나는 혼란스럽고 탐욕스러운 마음을 싹뚝 잘라내는 고고함이 있다.

수양명대장경을 잘 나타내는 불교에서의 팔정도

정견(正見)-바르게 보기

정사유(正思惟)-바르게 생각하기

정어(正語)-바르게 말하기

정업(正業)-바르게 행동하기

정명(正命)-바르게 생활하기

정념(正念)-바르게 깨어있기

정정진(正精進)-바르게 정진하기

정정(正定)-바르게 집중하기

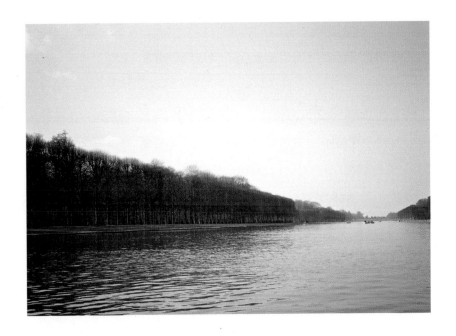

사랑절

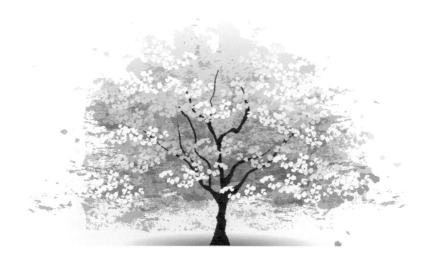

이에 비견되는 것이 고린도전서의 '사랑절'이다.

사랑은 오래 참고, 온유하며, 사랑은 시기하지 아니하며, 사랑은
자랑하지 아니하며, 교만하지 아니하고, 무례히 행하지 아니하며,
자신의 유익을 구하지 아니하며, 성내지 아니하며, 악을 생각하지
아니하고 불의에 기뻐하지 아니하며 진리 안에서 기뻐하고 모든 것
을 덮어주며, 모든 것을 믿으며, 모든 것을 바라며, 모든 것을 견디
느니라.

대장에 사는 생명체

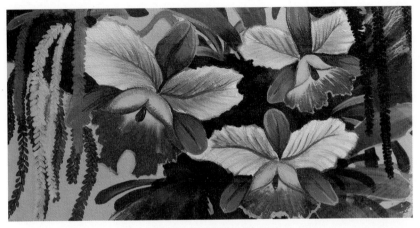

무궁화꽃

대장에는 여러 종류의 균주들이 살고 있다.

좋은 균주, 나쁜 균주, 좋지도 나쁘지도 않은 균주 물론 좋은 균주들이 많아지면 건강에 좋을 것이다. 나쁜 균주들이 많아지면 독성이 몸에 쌓이게 되어 몸에 나쁜 영향을 준다. 유산균 등으로 좋은 균주들을 늘려나가는 것이 건강에 필요하다.

"악!", 하면서 못움직이게 하는 허리근육
– 요방형근; 허리 아픈 사람은 다 이 근육이 잘못되어 있다

대장에 관계된 근육 중에 요방형근(Lumbar quadratus muscle)이라는 근육이 있다. 이 허리근육은 요추의 횡돌기에서 시작하여 골반으로 연결된 근육으로 스트레스에 반응하여 통증점이 생기는 근육이다.

대장이 나빠지면 이 근육도 나빠지고 이 근육의 통증점이 심하게 발현하면 허리를 펴고 일어나서 걷는 것도 힘든 상황에 처하게 된다. 요방형근은 허리통증 모두에 관여하고 있는 근육이다.

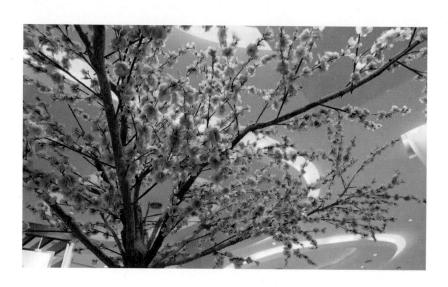

호흡과 허리통증

대장은 폐와 부부 관계의 경락이다.

호흡의 중요성에 대해 말씀드린 것 같이 대장의 움직임은 우리가 호흡하는 것에 반응하여 움직이기에 허리통증이 오는 것 또한 우리가 평소에 하는 호흡과 밀접한 관계가 있다.

수태음폐경 에너지는 습한 땅의 기운과 가을에너지의 융합이다

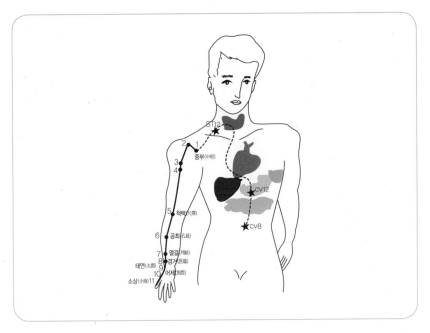

수태음폐경(手太陰肺經, LU)

태음의 성질은 습토(습한 땅의 기운)이고, 폐경에는 가을에너지가 있다. 수태음폐경은 아직 땅이 습한 가을날이다.

추수날이 다가오거나 추수날이 막 끝난 가을날 같이 마음의 넉넉함이 있는 에너지이다. 폐는 우리 몸의 모든 조직 세포에 산소를 공급하는 역할을 한다.

뇌는 산소가 없으면 안된다

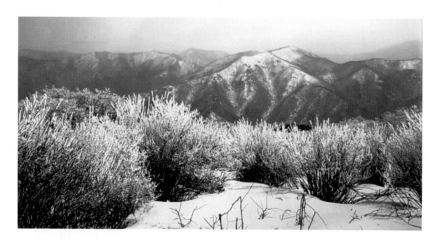

뇌의 경우 약 5분 정도만 산소가 공급되지 않아도 뇌세포가 죽는 돌이 킬 수 없는 상황을 초래하게 된다.

심장이 왕이다

우리 몸의 모든 조직세포들은 폐와 심장에 의해 그 기능이 좌우된다. 그래서인지 폐와 심장은 횡격막 위에 같이 위치하고 있다.

이렇게 중요한 폐는 아주 막강한 힘을 과시하며 우리 몸의 자율신경을 조절한다. 또한 폐를 통하여 심장에 접근할 수 있다. 우리 몸의 모든 자율신경은 의식이 아닌 무의식으로 조절되고 있다. 하지만 폐의 호흡기능은 의식으로도 조절할 수 있다.

의식과 무의식이 만나는 호흡

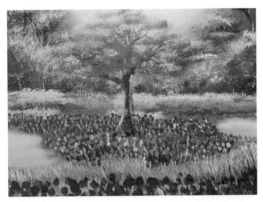

호흡은 의식과 무의식이 만나는 곳이다. TV채널의 리모컨같이 호흡을 통하여 자율신경을 조절할 수 있는 것이다.

꿈의 정원

폐의 에너지를 개발해서 행복해지자

폐의 에너지가 자극되어 가을날의 풍요로움같이 만족함이 가득차서 더 이상 무엇을 욕망하지 않는 단계에 이르고 항상 원할 때에 그 단계에 이를 수 있다면 그것보다 행복할 수는 없을 것이다.

족궐음간경은 산속에 사는 멧돼지이다

목(木)은 계절로는 봄이다. 간이라는 장기는 계속 성장하고 분열하는 성질이 있다. 족궐음간경은 사람으로 하여금 지칠 줄 모르는 끈질김, 강인함, 자신감을 갖게하는 경락에너지이다.

간은 인체에서 발생하는 노폐물을 해독하는 기능을 한다. 그뿐만 아니라 간은 혈당을 조절하는데 가장 크게 관여한다. 간은 또한 혈액속의 산소포화도와 관계된다.

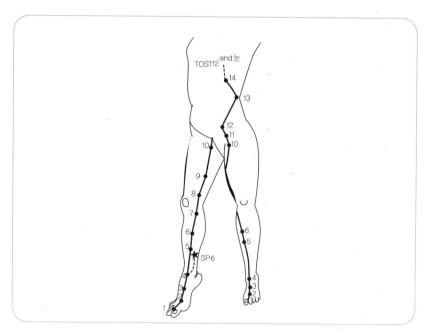

족궐음간경(足厥陰肝經, LR)

분노를 조절하는 간경의 에너지

간경은 분노 에너지를 조절하는 경락으로 분노는 암이라는 질병과 가장 상관되는 감정이다. 감정은 중독되는 것으로 분노도 중독되기 쉬운 감정 상태이다.

분노를 일으키는 상황에서 일단 피하는 것이 가장 좋은 방법 중에 하나이다. 간은 횡격막 아래 우측에 위치하기 때문에 우측 옆구리 간 있는 부위를 두드리는 것도 하나의 방법이다.

무엇이든 자신이 있어야 할 곳에 있는것이 좋다

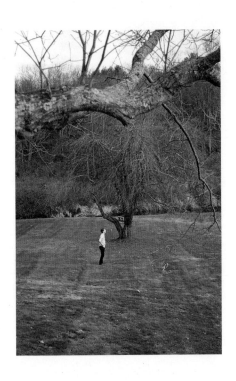

각각의 장기는 자신 고유의 위치에 있을 때, 가장 최적의 기능을 유지할 수 있기 때문에 자신의 위치에서 벗어난 장기는 고유의 위치로 이동시키는 교정을 해야한다.

이렇게 하면 그 장기의 고유의 움직임이 좋아지고 전체 장기와 조화를 이루며 움직인다. 각 장기는 주위 장기의 상태에 따라 자신의 위치와 기능이 결정되기 때문이다.

경락은 철도, 경혈은 역

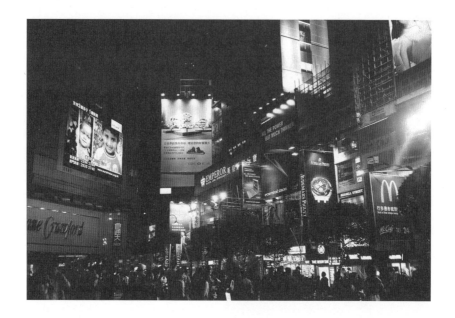

각 경락에는 경혈점이라 하여 그 경락에서 작용을 일으키는 고유의 기능이 있는 점들이 있다. 경락이 철로라면 경혈점은 열차가 머무는 역 같은 곳이다.

경혈점에는 목화토금수의 성질이 있는 오수혈이 있다

목화토금수(木火土金水)는 이름그대로 나무의 성질, 불의 성질, 흙의 성질, 쇠의 성질, 물의 성질을 함유하고 있는 경혈점들이 있다.

적당한 자극은 인체가 자신에게 유리하게 사용한다는 법칙
– 부족함의 법칙(Law of deficiency)

인체는 적당한 자극을 주면 그 자극에너지를 이용하여 인체는 스스로 치료 작용을 하는데 이러한 원리를 'Law of deficiency' 라 하여 부족한 것을 조절하는 원리라 한다. 자극한다는 것은 손가락으로 두드리거나, 침을 찌르거나, 그 곳에 압봉을 붙이는 등 여러 가지 방법이 있다.

족소양담경에너지가 작동해야 용기가 생긴다

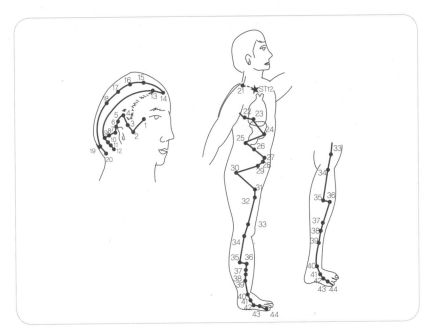

족소양담경(足少陽膽經, GB)

족소양담경의 에너지가 정상으로 작동하는 사람은 두려움을 조절하는
힘을 가지고 있다. 담경이 약해지면 지나치게 두려움이 많아지게 된다.

공포는 물러서지 말고 마주 대하라

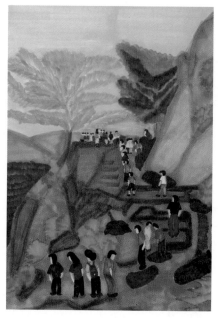

남산 산책로

공포는 미래지향적인 것이라
서 점점 커지는 실체가 없는 상
상력이 개입된 상태이다. 두려
움은 물러서지 말고, 직접 마주
하여 대항하면 적어지고 없어
지는 감정 상태이다.

관절통증은
담에너지 책임이다

간에서 처리된 해독물질들은
담낭에서 담즙(Bile acid)에 섞여서 장으로 배설된다. 장으로 분비되기 위
해 연결된 담관은 장으로 들어가는 부위가 근육으로 되어 있는데 이곳이
긴장하면 수축하여 담즙이 다시 역류할 수 있다. 이렇게 역류되는 노폐
물은 관절로 가서 침착되어 관절통을 일으키게 된다.

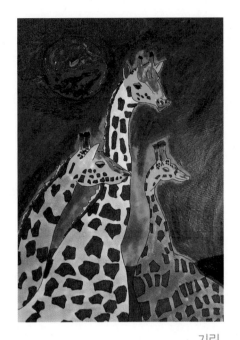

족소양담경은 호랑이에 비유되는데 이 에너지가 많은 사람은 군인이나 경찰관, 소방관 같이 용감한 직업에 적합하다.

소양의 상화는
눈빛을 강하게 한다

소양은 상화(相火)라 하여 불의 기운이 있다. 눈에서 빛이 나오는 사람은 뇌가 건강한 사람이고 담경의 에너지가 충만한 사람이다. 의로운 일을 위해서는 용기를 내는 에너지가 있는 사람이다.

기린

족소음신경의 에너지는 타고난 생명력에 관여한다

족소음신경의 에너지는 소음이라는 임금의 불과 신장의 물의 힘이 만나서 생기는 생명의 힘, 원기와 관련된 에너지이다. 성적 에너지와 연관된 이 신장 에너지는 소중한 에너지이므로 과도하게 쓰다보면 원기를 잃어버리고 생명의 기운이 쇠할 수 있기에 항상 조심해야 한다.

어깨통증과 허리통증은 족소음신경을 살펴봐라

이 경락에너지와 연관된 근육은 상부승모근과 장요근이라는 근육이다. 상부승모근은 어깨에서 뒷통수까지 연결된 근육으로 가장 스트레스에 민감하여 통증점이 잘 생기는 근육이다.

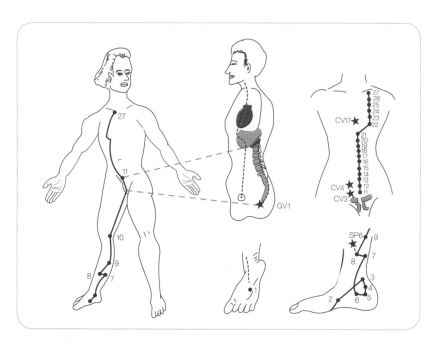

족소음신경(足少陰腎經, KI)

뇌의 힘과 성 에너지는 서로 연결되어 있다

어깨통증과 목덜미 통증을 일으키는 이 근육은 성 에너지와 연관된

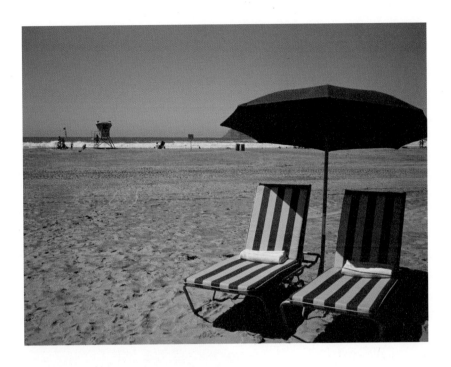

근육이다. 이 근육은 뇌신경 11번과도 연결되어 있다. 뇌의 힘과 성 에
너지는 서로 연결되어 있다.

장요근과 요추 디스크

  장요근(Iliopsoas mucle)은 요추 디스크를 앞쪽으로 당겨서 뒤쪽으로
밀려 나는 것을 막아준다. 요추 디스크인 액체 주머니가 뒤로 밀려 나가
게 되면 다리가 저리거나 통증이 오게 된다. 허리의 C자 곡선을 유지시
켜주는 이 장요근의 힘은 족소음신경에서부터 온다.

나이들면 족소음신경의 에너지가 약해진다

족소음신경의 원기 에너지가 떨어지면 허리가 굽기 시작한다. 심장과 신장은 상태가 항시 같이 가는 것이기 때문에 신장이 나빠지면 심장이 나빠지고, 심장이 나빠지면 신장이 나빠지게 된다.

성적인 사랑도 심장의 사랑이 있어야 한다

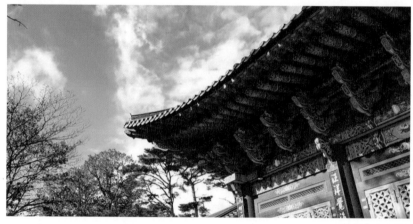

영실의 사찰

마음의 상태에 성적 에너지가 크게 작용하는 것이 사실이다. 성적인 사랑도 심장의 사랑과 연결되어 있을 때 정상적이고 건강한 사랑을 할 수 있다. 신장을 둘러싸고 있는 장요근(iliopsoas mucle)의 근막은 횡격막에서 심장을 싸고 있는 막과 연결되어 있다. 인생을 살면서 누구나 한번 이상 겪게 되는 허리통증은 이런 에너지적 생활과 관련된다.

바다의 이미지 – 족태양방광경

족태양방광경의 태양은 차가운 물이고, 방광경 또한 물(水)이기에 물이 가장 많이 모여 있는 바다의 이미지이다. 바다를 바라보면 두려움이 떠오르고 위압감을 느낀다. 두려움이 생기면 등줄기로 전율이 흐른다.

마음을 수련함에 경외하는 마음이 처음 시작하는 마음이다. 무엇이든지 두려워하고 존경하는 마음, 무엇을 마주하든 감탄하고 두려워하는 마음을 가져야 한다. 이 마음을 가지지 않으면 자신을 개발하기란 불가능할 것이다.

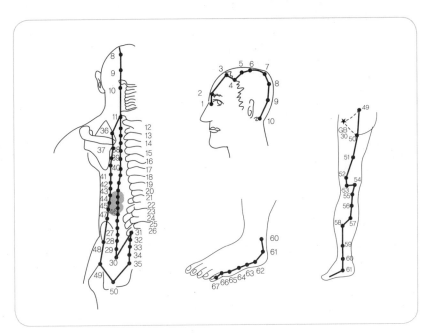

족태양방광경(足太陽膀胱經, BL)

척추신경의사는 방광경의 에너지를 중요시한다

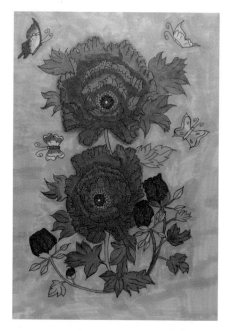

나비와 꽃

방광경의 에너지는 척추 주위를 흐르고 있고 척추를 바로 세워주는 힘으로 작용한다. 방광경의 에너지는 이렇게 모든 척추와 관계되고 모든 장기의 에너지와 가장 밀접하게 연결되어 있는 에너지이다.

물이 인체의 60~70%를 이루고 있는 것 같이 방광경의 에너지는 우리의 인체를 보호하면서 살아가게 하는 힘을 준다.
척추가 나빠지면 방광경의 에너지를 나쁘게 하고 방광경의 에너지가 나빠지면 척추가 나빠진다.

사랑은 두려움을 이겨낸다

바다의 에너지, 푸른 바다는 경외감을 인간들에게 준다. 무한한 힘을 느끼게 하고, 깨어있게 하며, 생동감을 주는 에너지이다.

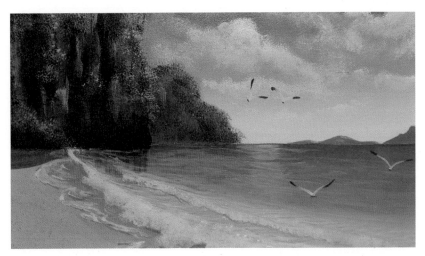

제주도 바닷가

잡념을 없애주고, 욕망을 억제해주는 힘이 있다. 족태양방광경의 에너지는 두려움과 관련된다. 너무 큰 공포는 해가 되겠지만 두려워하는 마음은 필요한 것이다. 자신이 무엇을 하든지, 이것이 옳은 일인지, 모든 생각과 행동의 근본에 사랑이 있는지, 두려운 마음으로 헤아려 보는 것이 필요할 것이다.

무엇을 하든, 무슨 말을 하든, 무슨 생각을 하든, 그 근원에 사랑을 위한 것이라면 그것은 힘이 있고, 두려움을 이겨내리라.

인간은 지구 그리고 바다와 공명한다

우리는 항상 지구와 공명하고 지구의 바다와 공명하면서 살아가고 있다.

수궐음심포경 에너지는 스트레스를 조절한다

수궐음심포경의 궐음은 바람을 의미하고, 심포는 불이니까, 불이 바람을 만나면 퍼져 나간다. 수궐음심포경은 부신이라는 스트레스를 조절하는 호르몬을 내는 선(Gland)조직과 관계된다.

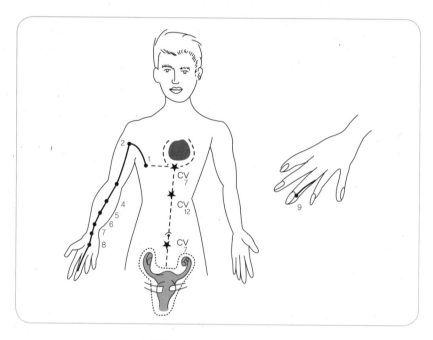

수궐음심포경(手厥陰心包經, PC)

부신은 호르몬을 분비하는 선(Gland) 조직과 교감신경 세포의 변형으로 이루어진 자율신경조직으로 되어 있다. 우리가 스트레스를 받으면 그 스트레스를 이겨 내려고 부신이 작동한다.

단기 스트레스는 부신에서 코티졸이라는 호르몬을 분비하여 에너지를 만들어 내어 스트레스에 대항한다.

　예를 들어 산길을 가다가 뱀을 만나면 화들짝 놀라서 열심히 도망가게 되는데, 이 때 정말 열심히 잘 도망간다. 이 때 부신피질호르몬이 나와서 에너지를 폭발적으로 낸 것이다. 그런데 이렇게 과도하게 에너지를 낼 때 다른 기능은 약해진다.

　오직 우리가 필요한 곳에 힘을 보내기 위해 심장은 빠르게 뛰고, 근육은 과도한 힘을 뿜어낸다. 그렇게 하다보면 우리는 당연히 얼마 안가서 지쳐 버릴 것이다.

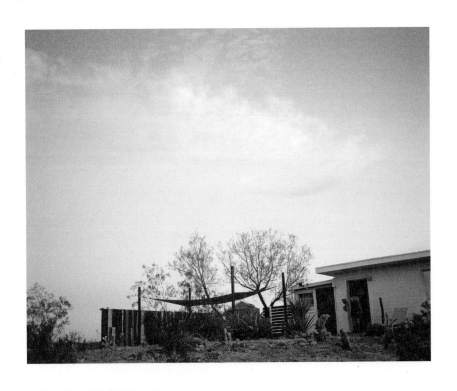

우리 아이들이 스트레스에 병들어가고 있다

주의력 결핍 과잉행동장애(Attention Deficit/Hyperactivity Disorder, ADHD)라는 병명을 가진 어린 학생들이 늘어나고 있다. 현대사회에 너무 많은 스트레스는 아이들을 ADHD로 몰아가고 있다. 점점 나빠지는 환경에서 오는 스트레스, 나빠지는 대기와 토양에서 오는 스트레스, 경쟁사회에 노출된 학업 스트레스, 이에 수반되는 감정적인 스트레스 등은 부신스트레스로 작용하게 된다.

뇌와 부신은 같이 간다

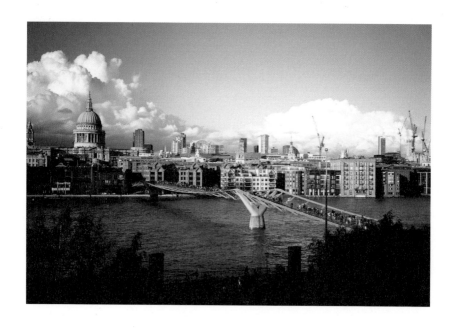

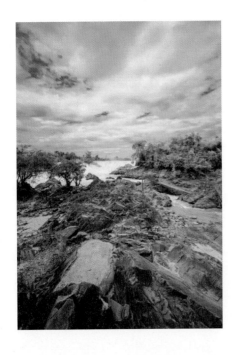

부신(Adrenal gland)은 그 위의 시상하부, 뇌하수체 축에 영향을 주게 된다. 부신은 또한 간과 췌장에 영향을 주고받는다.

부신에서 스트레스 처리가 되지 않으면 간이 스트레스를 받게 되어 해독능력이 떨어지게 되고 면역력에 이상이 오게 된다. 아토피나 천식, 자가면역 질환등이 나타나게 된다.

장기 스트레스는 교감신경계 세팅을 바꿔 고혈압을 만든다

장기적인 스트레스는 부신수질에서 에피네프린(Epinephrine)이라는 신경전달물질을 분비하며, 교감신경계를 활성화시키는 메카니즘이 작동한다. 교감신경계가 활성화되면 혈압이 오르게 된다.

나는 내 자신의 내적 진보에 기뻐한다

현재의 나보다 시간이 지난 뒤에 내 자신이 좋은 면에서 진보해 있다면 나는 행복할 것이다. 우리는 자신의 내면에 대한 결심이 필요하다. 전에는 작은 것에도 화내고 실망했지만 이제는 작은 것에도 감사하고, 화내지 않고, 무엇인가 감사한다면 내 자신을 대견해하며, 내 자신에게 상을 주면 될 것이다.

눈에 안보이는 내적건강은 외적건강보다 더욱 잘 살펴야 한다

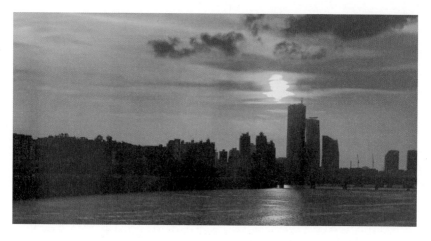

내면적으로 좋아지면 외적으로도 상냥해지고, 너그러워지고, 항상 즐겁고, 행복할 것이다. 매일 매일 내적으로 성장하는 노력이 있어야 한다.

이 노력은 우리가 매일 밥을 먹고 잠을 자듯 하루도 거르지 말아야 한다. 왜냐하면 내적성장을 위한 노력이 없는 시간에 내적건강은 해를 입을 수 있다. 외적으로는 잠을 조금만 덜 자더라도 금방 몸 상태에 이상이 온다.

하지만 내적상태는 나빠지는 것을 모를 수 있다.

그렇기에 더욱 조심해야 할 것이다. 외적으로는 많이 성취하고 가질수록 좋아지지만 내적 성장은 많이 버릴수록 좋아지는 것이다.

'내가 욕심이 없어질수록, 내가 겸손해질수록, 내가 내려놓고 놓아버릴수록, 깊어지고 커지고 성장하는 것이다.'

마음이 청결한 사람은 하나님을 본다

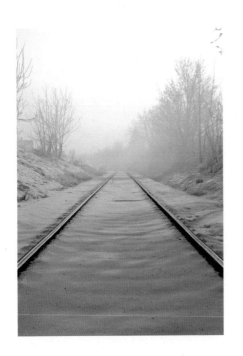

내가 머리카락만한 욕심이 있어도 신을 만날 수 없다.

'마음이 청결한 사람은 복이 있나니 하나님을 볼 것이오'라 했다.

당신은 지금 하나님을 보고 있는가?

수소양삼초경의 에너지는 불을 관리한다

  수소양삼초경에서 소양은 화(火)요, 삼초도 화(火)이다.

  소양은 재상의 불이요, 수소음심경의 소음은 임금의 불이다. 임금의
불이 심장의 불이요, 재상의 불인 삼초경의 불은 송과선과 시상하부, 뇌
하수체로 연결되어 우리 몸의 위-중간-아래를 다 조절하는 불이다.

  불은 바람이나 흙이나 물과 달리 열을 내는 성질이 있다. 불에서 일어
나는 열이 우리 몸에 꼭 필요하다. 열의 힘이 있어야 뇌가 움직이고 심장
이 움직인다. 불은 또한 빛남이 있다. 어둠속을 밝히는 빛남은 어둠을 물
러나게 할 것이다. 어둠과 밝음은 공존할 수 없다.

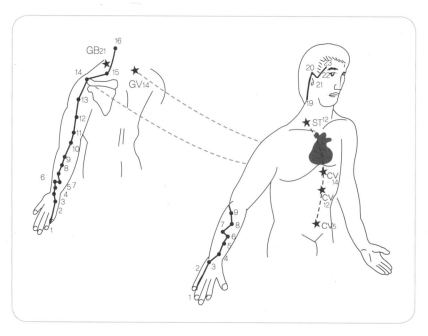

수소양삼초경(手少陽三焦經,TE)

결실을 맺게 하는 정성의 에너지 족양명위경

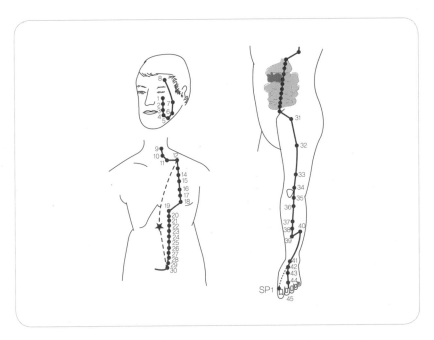

족양명위경(足陽明胃經, ST)

족양명위경의 양명에너지는 달궈진 양철조각 같이 바짝 말리는 성질
이 있다. 늦은 여름날 뜨거운 햇볕이 곡식을 익게 하여 결실을 맺게 하는
에너지이다.

족양명위경은 닭이 알을 품어서 부화하여 병아리를 만들어내는 정성
의 에너지, 긴장을 늦추지 않으면서 결실을 만들어 내고자하는 각고의
노력이 있게 하는 힘이다. 아이를 낳고 기르며 교육시키고 가정을 이끌
어 가느라 잠시도 쉬지 못하고 열심히 일하는 가장들의 모습은 이런 에
너지를 나타낸다.

위경에너지는 스트레스에 민감하여 가장 먼저 이곳에 이상이 오게 되는데 소화불량이 그것이다.

나이가 들어가면서 특히 약해지는 위의 기능은 음식물을 완전히 소화시키지 못하게 되어 노폐물을 만들게 된다. 아무리 좋은 음식을 차려 놓아도 식욕이 없으면 그 좋은 음식도 맛이 없는 법이다. 음식을 먹고 싶고 위에서 소화를 시키기 위해서는 족양명위경의 에너지를 정상화해야 한다.

포용과 이해의 에너지 족태음비경

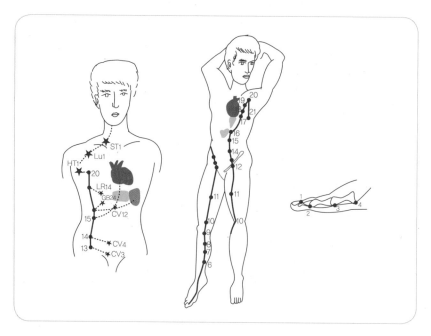

족태음비경(足太陰脾經, SP)

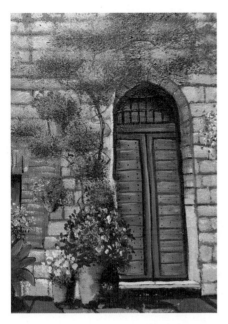

태음은 습한 땅의 기운이고 비경은 여름을 상징한다.

족태음비경은 계절로는 장마철이다. 장마때 내리는 비는 더위를 식히고 가을날 추수할 곡식을 자라게 한다.

땅과 땅이 만나는 족태음비경은 모든 것을 포용하는 지구와 같은 에너지가 있다.

화분이 있는 문

지구 어머니

우리는 어머니 지구를 항상 생각하고 지구에게 감사하며 지구안의 모든 생명체와 하나의 운명공동체라는 의식을 가지고 있어야 한다.

지구 안의 모든 생명체는 다 우리의 가족이다

지구 안에서 살고 있는 모든 생명체는 하나의 에너지 장을 형성한다.

지구라는 생명체를 이루는 우리 하나하나는 하나의 세포같이 같이 살아가고 있는 것이다. 다른 생명체들에 대한 사랑이 있어야 한다.

인간들만의 지구가 아니기에 더불어 사는 지구로 인식하며 살아야 한다.

인간들이 족태음비경의 에너지 같이 가운데서 다른 생명체들을 더불어 잘 살게 균형 잡는 일을 해 나간다면 지구는 인류를 귀하게 여길 것이다.

흙은 모든 것을 포용한다

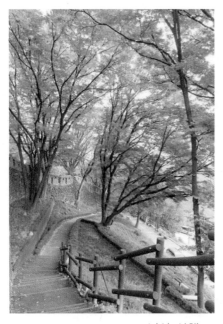

남산 산책로

흙이란 깨끗한 것이나 더러운 것 모두를 안에 품는 성질이 있다.

비위의 기능이 발달해야 적당하게 살도 오르고 매사에 융통성을 가지고 활발하게 삶을 영위해 나가게 된다.

타인의 사정을 이해해주며, 누구나 실수할 수 있고 그런 상황에 처하면 '그런 행동을 할 수도 있겠구나' 하고 이해해주는 마음을 일으키는 에너지이다. 어떠한 상황에서도 긍정적이고 좋은 방향으로 생각하는 마음을 내게 하는 에너지이다. 비경의 에너지를 강화하려면 긍정적인 사고, 무엇이든 이해하는 마음을 개발해야 한다.

제 21장

영화와 이야기에서 만나는 사랑

- 강한 인생의 경험은 하나님께서 사랑하심이다
- 이사하면서 만난 할아버지
- 〈암이란 무엇인가〉에 대한 대답은
  〈생명이란 무엇인가〉에 대답할 수 있을 때 가능하다
- 호흡운동은 나를 변화시킨다

강한 인생의 경험은 하나님께서 사랑하심이다

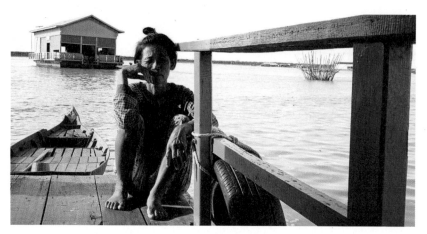

캄보디아 선상마을에서 만난 여인

얼마전 나는 로스엔젤레스에 있는 친지의 결혼식에 참여했었다.

결혼식 전날 밤에 산책을 하던중 내 마음속에 어렵게 고통 받고 사는 사람들에 대한 연민이 생기기 시작했다. 그러던 중 딸과 캄보디아 봉사 활동을 가서 찍은 한 장의 사진을 내가 저장해 놓은 스마트폰을 통해 보게 된다. 나는 터져 나오는 연민의 감정을 주체하지 못하여 아스팔트 위로 쓰러졌다.

이국땅의 아스팔트에 누워서 바라보는 밤 하늘은 너무도 고요했다. 강한 인생의 경험은 하나님께서 사랑하심이다. 너무도 감당하기 어려운 병이나 너무도 비참한 삶의 상황에 처했더라도 그것은 사랑에서 기원했기에 우리는 깊은 의미를 알아야 한다.

이사하면서 만난 할아버지

한 사람이 자신의 고향을 떠나 다른 곳으로 이사를 가게 된다. 그 사람은 이사해서 정착할 마을의 입구에서 한 노인을 만난다.

노인에게 질문하기를 "이 동네는 어떤 사람들이 주로 사는 동네 입니까?", "이 동네 사람들은 성품이 좋은가요", "아니면 까다로운가요" 등의 질문들을 노인분에게 했다.

그 노인 분은 이사오는 젊은이에게 묻는다. "젊은이 자네가 전에 살던 동네는 어떠했는가?"

젊은이는 대답한다. "제가 전에 살던 동네는 전부 좋은 사람들이 었어요. 항상 친절하며 이웃에게 배려심과 양보심이 많았던 사람들입니다. 자신의 이익보다는 남을 먼저 생각하는 좋은 분들이 많은 동네였습니다."

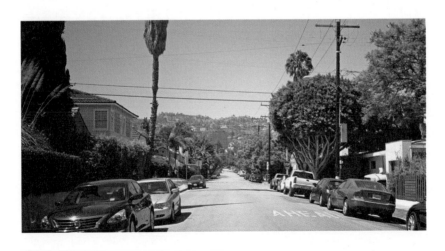

노인분은 젊은이에게 말한다. "이 동네분들도 마찬가지입니다. 젊은이는 이사 온 이 동네에서도 전에 살던 동네같이 좋은 이웃을 만날 것입니다."

〈암이란 무엇인가〉에 대한 대답은
〈생명이란 무엇인가〉에 대답할 수 있을 때 가능하다

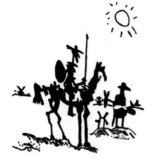

파블로 피카소의 〈돈키호테〉(1955년)

노벨상 수상자 알버트 센트 죠지 박사는 말한다. "우리는 아직 암의 본질을 알지 못한다. 우리는 암에 대해 근본적인 지식이 없다. 암의 접근 방식이 바뀌어야 한다. '암이 무엇인가' 가 아니다 '생명이란 무엇인가' 이다. 생명에 대한 근원적 질문에 대답할 수 없는 한, 암에 대해 아는 것은 불가능하다."

호흡 운동은 나를 변화시킨다

호흡 운동에 대해서는 환자들에게 단호하게 말씀드린다.

"환자분이 매일 식사하시고 또 수면을 매일 취하십니다.

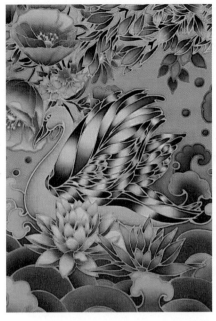
공작새

식사와 잠은 빼 먹어도 되지만 호흡운동은 하루도 거르지 마십시오.

육체적인 결핍인 식사를 안하면 배고프고 잠을 안자면 졸린것은 쉽게 느껴지지만 호흡 운동을 안하더라도 정신적 감정적 영적 그리고 에너지적 배고픔은 느낄 수 없기 때문입니다.

하루만 빼먹더라도 식사를 하루 거르거나 잠을 하루 안잔것 이상으로 에너지적 배고픔이 생깁니다."

호흡 운동을 매일 생활화하는 사람과 하지 않는 사람으로 분류하는 것도 의미있는 분류라고 생각한다. 왜냐하면 호흡 운동을 하는 환자분들은 세월이 지나며 의식의 진보가 있을 것이다. 그리고 더욱 건강해질 것이다.

"백일기도를 드리는 간절하고 애틋한 마음으로 호흡 운동을 매일 하십시오. 100만 번 정도의 호흡 수를 정성스럽고 간절하게 달성하면 진보가 있을 것입니다. 100만 번 정도 해야만 무의식에 각인 되기 때문입니다. 깨어있을 때 단 한 호흡도 놓치지 않고 한다면

100일이면 가능하지만 그렇지 않으면 수년이 아니 수십 년이 걸릴 수도 있는 길입니다. 하지만 해도 되고 안해도 되는 그런것이 아니라 해야하는 운동입니다."

하나님께서 '항상 기뻐하라 범사에 감사하라 쉬지말고 기도하라 이것은 내가 너희에게 하는 명령이다' 라고 하셨다. 항상 기뻐하고 범사에 감사하고 쉬지말고 기도하는 것을 할 수 있는 유일한 방법이 내 호흡에 계속 집중하는 것이다.

"반드시 하셔야 됩니다. 반드시 다시 건강해지고 시간이 지날수록 더욱더 건강해지실 것입니다."

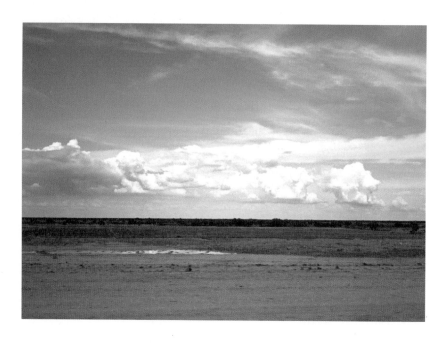

제 22장

에너지 치료

- · 충격 에너지가 인체 내에 남아서 에너지 낭(Energy cyst)을 형성한다
- · 환자 모두는 에너지적 문제가 있다
- · 반드시 에너지 치료의 시대가 온다
- · 에너지 치료의 대중화
- · 바바라 앤 브레넌 여사가 만든 학교를 졸업한 에너지 치유사

충격 에너지가 인체 내에 남아서 에너지 낭(Energy cyst)을 형성한다

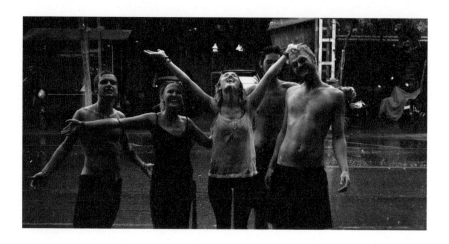

에너지 낭은 엔트로피의 증가가 있는 제한된 인체내의 지역으로 정상 조직보다 뜨겁고 불규칙하며 간섭파를 발생한다. 에너지 낭은 충격 에너지가 인체내에 들어왔으나 효과적으로 제거 되지 않은 경우에 발생한다. 외상같은 물리적 충격 뿐 아니라 감정적 충격, 정신적 충격, 병원균의 감염에 의해서도 발생한다.

예를들어 차를 타고 가다가 뒤에서 다른 차가 내 차를 받으면서 충격 에너지가 인체 내로 들어가고 들어간 충격 에너지가 밖으로 제거되지 않으면 에너지 낭(Energy cyst)을 형성한다. 인체는 불안정하고 증가된 에너지를 둘러싸서 낭(capsule)형태로 만든다. 이 낭이 존재하는 부위는 활성화된 부분이 된다. 에너지 낭에서는 간섭 파동(Interference wave)이 생성되어 세포 내에서 발생하는 전기전달 신호 체계를 교란시킨다.

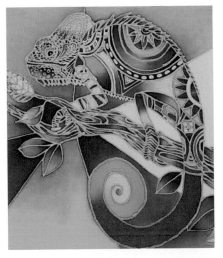

오랜시간 신호 전달 체계의 교란은 암을 발생시킨다.

우리가 그 당시 사건이 생각날 때 마다 에너지 낭에서는 강력한 간섭 파장(Interference wave)이 발생한다.

카멜레온

환자 모두는 에너지적 문제가 있다

환자들 모두는 에너지적인 문제들을 가지고 있다. 에너지적 치료가 수반되지 않아 병으로부터 해방되지 못하는 환자들을 수없이 만났다. 하물며 암같이 큰 병이나 중한 질병의 경우에는 에너지 치료가 반드시 병행되어야 한다.

반드시 에너지 치료의 시대가 온다

앞으로 가까운 미래에는 에너지의학이 발달하여 진단장비나 치료술이 대중화 될것이다. 지금은 에너지 치료를 하더라도 그것에 대한 치료비를 받을 수 없는 실정이다. 하지만 의사로서 환자를 치료하는데 있어 원인을 아는데도 치료하지 않는다면 그 사람은 의사라 할 수 없다.

에너지 치료의 대중화

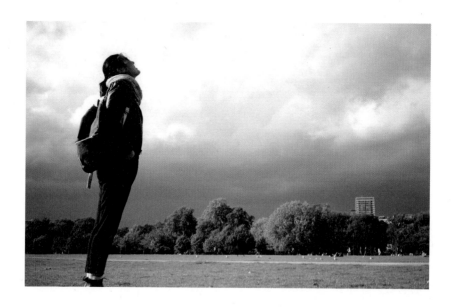

암환자들에게 기치료나 심령치료를 하는 시술자들이 전부 다 사기꾼이고 돈을 목적으로 하는 엉터리 치료라는 믿음이 사회전반에 있다. 내가 환자들에게 에너지 의학을 설명하고 치료 효과를 보여 주면서 **"나는 이 에너지 치료보다도 핸드폰으로 미국에 있는 아들, 딸 하고 영상통화하는 것이 더욱 신기하다"** 고 한다.

100년 전에 있는 사람들에게 에너지 치료하고 스마트폰으로 멀리 떨어져 있는 사람하고 영상 통화하는것 중 어느 것이 더 신기하냐고 하면 100이면 100 모두 영상 통화라고 할 것이다. 이 치료도 곧 대중화되면 신기하고 이상한 치료가 아닐 것이다.

바바라 앤 브레넌 여사가 만든 학교를 졸업한 에너지 치유사

에너지 치료를 위하여 영적으로 큰 선생님들에게 도움을 받거나 에너지 치료사들에게 도움을 받는 것을 권한다.

이 책에 소개한 바바라앤 브레넌 여사가 만든 학교를 졸업한 치유사들에게 도움을 받는것도 한 방법이다.

Barbara Brennan School of Healing P.O. Box 810035 Boca Raton, Florida 33481-0035 USA

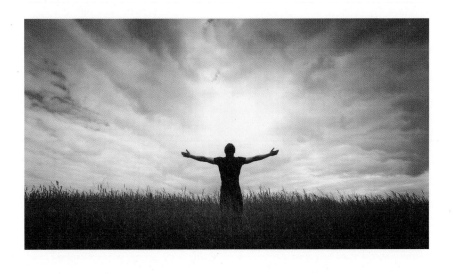

제 23장

에너지를 간과하면 병을 치료하지 못한다

체성 감성 이완 기법(Somatoemotional release technique)

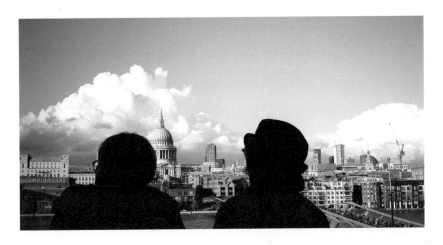

　감정적 충격이든 외상에 의한 충격이든 충격에 의해 발생한 에너지는 인체 내에 저장된다. 손상 에너지가 더 이상 인체에 해를 끼치는 것을 막기위해 인체의 조직들이 이 에너지를 둘러싸고 퍼져 나가는 것을 막는다.

　조직은 긴장하게 되고 자율신경계는 교란된다. 인체 내에 자리잡은 충격 에너지에서는 간섭파(Interference wave)를 내기 시작한다. 인체 내의 충격 에너지를 체성 감성 이완 기법으로 치료한다

임상에서 느낀 현대의학에 대한 실망감

　의과 대학을 졸업하고 임상에 나와 환자들을 치료하면서 의과대학에서 배운 지식으로도 도저히 이해할 수도 없고, 치료도 할 수 없는 환자들

이 너무도 많다는 것을 알게 된다. 의학적 검사에서는 아무 이상을 발견할 수 없음에도 통증을 호소하는 많은 환자들을 만나게 된다. 막연하고 답답한 마음에 온갖 의학적 지식을 공부해 나가기 시작했다. **통증하나도 치료할 수 없는 이런 의학은 무엇이 근본적으로 빠져 있는 것인가?** 하는 의문이 들었다. 동양 의학도 공부하고 응용근 신경학이라는 기능 의학도 공부한다. 호주 멜보른에 있는 척추 신경 대학(RMIT)도 다시 입학하여 체계적인 공부를 다시 해 보기도 하였다.

지식으로는 알 수 없는 병의 원인

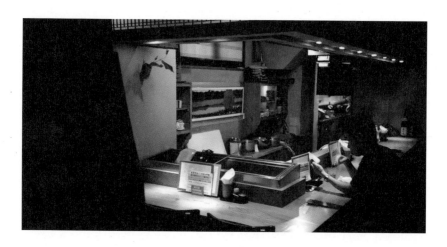

　결론적으로 말씀 드리면 지식을 통해서는 환자들을 고통에서 벗어 나게 할 수 없다는 것을 알게 된다. 그것이 간단한 병이든 심한 병이든 모든 병은 마음(에너지)과 연관되어 있다는 것을 알게 된다.

에너지 세계를 간과하고는 제대로 된 치료가 불가능하다

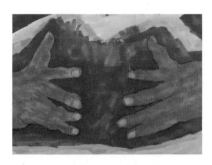

자가 에너지 교감 연습
(Self energy feeling exercise)

에너지의 세계를 간과하고는 제대로 된 치료를 하는 것은 불가능하다.

수 천년간 내려온 동양 의학의 정수인 침술은 침으로 인체내의 에너지를 치료하는 의술이다.

경락에 흐르는 감정의 에너지, 장기의 에너지, 생명의 에너지를 조절하는 침술은 이미 수천년 전부터 내려오는 에너지 의학이다.

치료사의 에너지적 능력이 치료 효과를 좌우한다

사암대사가 만든 사암침법은 치료의 효능이 대단한 것으로 책에 나와 있다. 그래서 많은 치료사들이 이 침법을 공부하고 응용하여 환자들을 치료한다.

하지만 누구하나 책에 나온것 같은 치료효과를 내지 못한다. 사암대사가 놓은 침하고 우리같은 일반 치료사들이 놓은 침이 효과가 같겠는가! 절대 같지 않다. 사명대사의 제자인 사암대사의 내공, 즉 에너지의 힘과 비슷하지 않고는 책에서와 같은 효과를 절대 낼 수 없다.

대학 후배의 소개로 조근호 선생님을 만나다

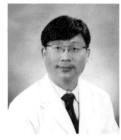

요양병원에는 내과계통이나 재활계통 의사분들이 치료에 임한다. 내과 과장으로 대학 후배가 오게 되었고, 김 과장은 내과전문의 자격뿐 아니라 경희 대학교 한의과 대학을 졸업한 매우 스마트한 두뇌의 소유자였다.

조근호 선생님

김 과장도 전에는 한방의학에 대해 신뢰하는 마음이 없었는데 연세대학교 동문인 가정의학과 선생인 조근호 선생님을 만나고 생각이 많이 달라 졌고 다시 한의학 공부를 했다고 한다.

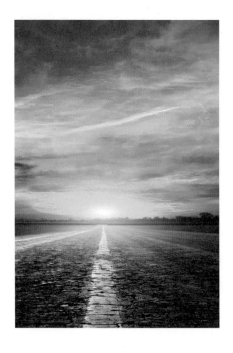

자신의 의학에 대한 견문을 넓혀 주신 분이고 에너지 치료를 국내에서 가장 오래하고 잘 하시는 분이라는 말을 내게 했다.

나는 개원할 때부터 십수년 간을 내 나름대로의 에너지 치료를 해오던 터라 별 거부감 없이 기회가 되면 만나 보자는 말을 건넸다.

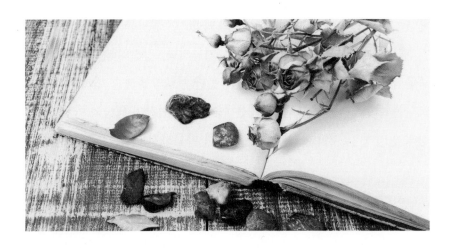

　후에 기회가 되어 조근호 선생님이 운영하는 서초역 근처에 있는 의원을 방문하였다. 나는 반신반의 하는 마음으로 조 선생님을 만났다. 병원 문을 들어서고 조 선생님을 만나는 순간 이미 내 무의식과 에너지 체계에는 작은 울림이 있었고 이 분이 대가인 것을 그냥 알 수 있었다.

　조근호 선생님은 시대를 너무 앞선 치료를 하고 있었다. 이런 경우 병원 경영은 어렵다. 왜냐하면 인정받을 수 없는 치료에는 수가를 책정할 수 없고 기존 치료에 더해 에너지 치료를 하는데 걸리는 노력과 시간은 상상을 초월할 정도로 힘들고 시간이 걸린다. 후에 나는 조근호선생님에게 에너지 치료를 배우고 환자를 치료하게 된다.

예전에 절대 치료못한 환자도 치료할 수 있게 된다

　기존에 내가 절대 치료할 수 없었던 모든 환자를 정말 거의 다 치료하게 된 것이다. 현대 의학이라는 양방 의학, 수 천년을 내려온 한방의학 척추신경학이나 응용근 신경학 같은 기능의학, 정신의학, 온갖 의학을 죽을힘을 다해 공부했지만 접근 하지 못한 치료의 효과를 내게 된다.

나는 어떤 환자를 치료한 후에는 이제 내가 인간의 의술이 아닌 그 이상의 영역에 간 것이 아닌가 하는 교만한 마음까지 든다.

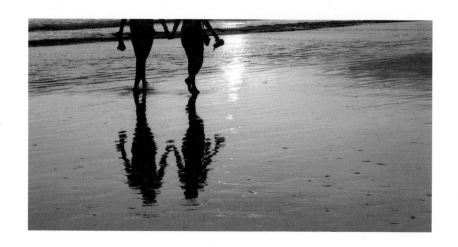

에너지 의학의 힘

40대 여성이 병원을 찾았다. 나는 요양병원 병원장으로 있으면서도 하루에 두 세명의 환자를 계속 보아 오고 있다.

환자를 보는 것은 병원 경영에는 아무런 도움이 되지 않는다. 오히려 그 시간에 다른 일을 하는 것이 훨씬 병원 경영에는 도움이 된다.

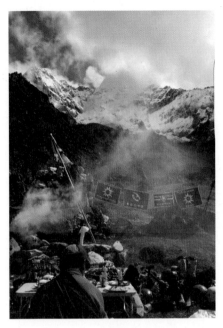

히말라야 베이스 캠프

그래도 나는 내가 환자들을 치료하는 것을 좋아하고 내가 그 동안 공부해 온것이 내가 환자를 치료하지 않으면 다 사장될까봐 환자를 치료해 오고 있다.

아무튼 이 여성 환자는 십 수 년전 교통사고로 우측 고관절 골절로 수술을 하여 해부학적 으로 우측다리가 좌측 다리보 다 많이 짧았다. 최소한 6cm이 상 차이가 났다. 물론 기능적 단족인경우는 교정을 하여 치료 하면 다리길이를 똑같이 맞출 수 있다. 해부학적 단족은 불가능한 것 이다. 나는 그날 막연히 할 수 있다는 믿음이 있었다. 나는 에너지 장을 조절할 수 있는 원소 치료제도 있고 또 채널링을 통해 더 큰 영적 존재분 들의 도움도 받을 수 있다. **'너희가 겨자씨 만한 믿음이 있다면 태산 을 옮기리라'** 하신 예수님의 말씀도 떠 올랐다.

나는 에너지 장의 치료를 위해 원소들을 붙였고 영적 존재들에게 기 도를 올렸다. 항상 그렇듯이 에너지 폭풍속에 있게 된다. 이렇게 하기를 수 차례 하였다.

이제는 환자의 에너지 체계와 내 에너지 체계 그리고 영적 존재분들과의 교감이 있은 후 환자의 우측 다리를 보았다.

나는 그날 비명을 질렀다. 우측 다리가 좌측 다리보다 길어진 것이다.

같아진 것도 아니고 길어지다니! 간호사를 시켜 사진을 찍었다. 그 다음번 방문했을때 나는 그 환자분 다리길이가 치료되었던 때처럼 유지되었는지 궁금하였다. 이제는 거의 차이가 없는 것을 보게된다.

그리 어렵지 않게 다리 길이를 맞출 수 있게 되었고 그 환자는 아픈 것이 없어졌는지 다시 내원하지 않았다.

캄보디아에서의 기적

이 사건(?)이 있고 얼마있지 않아 내딸 케이티(상아)하고 캄보디아로 봉사를 하러 간다.

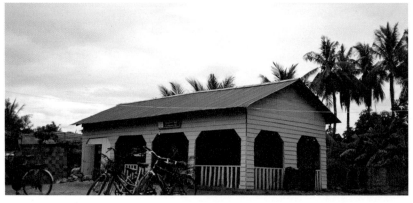

캄보디아 Siem Reap에 있는 교육장소(ECC)

내 딸 케이티, 상아는 미국 시민권자로 마음이 따뜻하고 항상 누군가를 도우려 하는 사람이다. 뉴욕대학교(NYU)에서 처음에는 사회학을 전공하다가 나중에 많은 사람들을 돕고 싶다는 생각으로 뉴욕대학교 티슈(Tisch school of the Arts)라는 영화 예술 세계에서 가장 유명하고 좋은 과로 전과하여 영화감독이 된다. 미국영화감독이 되어 각본도 자신이 쓰고 영화를 뉴욕에서 만들고 있는 내 딸의 영화의 주제는 항상 사랑(Love)이다.

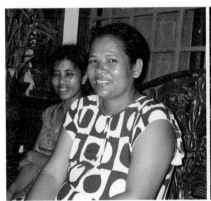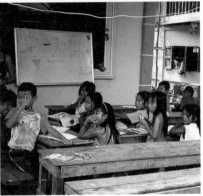

ECC를 만든 캄보디아 여성과 ECC 학생들

아무튼 케이티가 아직 학생이었을때 둘이 캄보디아에 가게 되었다. 캄보디아 Siem Reap(Po village)에 있는 ECC(가난한 학생들에게 무료로 공부를 가르키는 곳)라는 곳에 가게 된다. 케이티는 영어를 가르키고 나는 의약품을 가져가서 그 센터에 전달한다. ECC를 만든 분은 40대 중반의 여성분이었다. 나는 한국에서 온 의사이고 내 딸이 뉴욕에서 대학을 다니는 학생이라는 것을 그 여성분은 알게 된다.

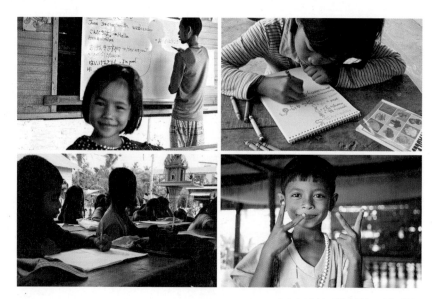

ECC에서 공부하는 아이들

얼마있지 않아서 나는 그 여성 센터장을 따라 마을에 있는 여성 노인 분을 치료하기 위해 간다.

이 여성 노인분은 혼자 일어나서 걸을 수 없게 된지 한달 정도 된 상태였다. 환자를 살펴보니 뇌졸중은 아니라는 것을 알 수 있었다.

내게 있는 거라고는 한국에서 가져간 침하고 숟가락 밖에 없었다.

나는 얼마전 한국에서 기적적으로 치료했던 환자도 있었고 그 날 무작정 치료 할 수 있다는 믿음이 있었다.

나는 최선을 다해 치료를 하였다. 할머니와 그 할머니의 아들에게 이제 치료가 되었고 내일 아침이 되면 걷게 될 것이라고 하였다.

그 다음날부터 걷게 된 할머니는 그 뒤 6개월이 지나서 내 딸 케이티 가 캄보디아 Siem Reap의 센터장과의 연락을 통해 할머니는 문제없이 잘 걷고 건강하게 생활하고 있다고 한다.

위대한 영들에게 받는 사랑의 에너지는 강력하다.

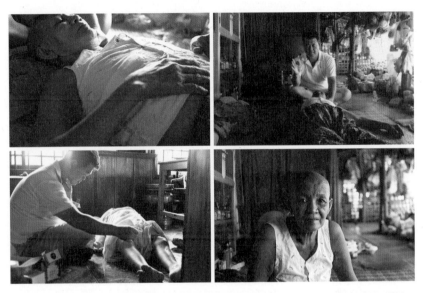

캄보디아에서 걸을 수 없는 할머니를 치료하는 모습

사랑의 에너지는 우주에서 가장 강한 치유의 에너지이다

사랑의 에너지는 우주에서 가장 강한 치유의 에너지이다.

나는 사랑을 구하였고 사랑을 받는다.

제 24장

믿음의 힘

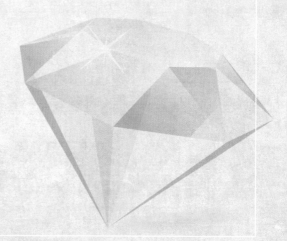

광야교회의 임명희 목사님

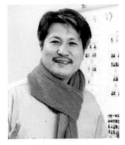

임명희 목사님

영등포에 있는 광야교회는 내가 오랫동안 봉사하며 섬기는 교회이다. 그 곳 담임 목사님이신 임명희 목사님은 이십년 이상을 삶이 어려운 이들을 위해 먹이시고 재우신다.

하시는 일 중 가장 크신 일은 상처 받은 이들의 마음의 상처를 영혼의 상처를 치유하시는 것이다. 처음에 내가 갔던 광야교회는 매우 오래된 건물에 있었고 그마저도 그곳에서 모두 추운 겨울날 밖으로 내보내지게 되는 일이 생긴다.

그때 임명희 목사님은 죽기를 각오하시고 산으로 들어가 40일 금식기도를 하시고 백 여명이나 되는 식구들의 거처를 마련한다. 나는 그 당시 목사님이 돌아가시는 줄 알았다. 몸은 반쪽이 되시고 머리는 반백이 되신 목사님을 보면서 목사님이 돌아가시면 이 양떼는 누가 돌볼것인가?

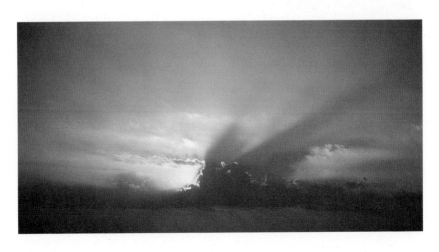

사실 양떼라고 하기에는 말이 안된다. 왜냐하면 수십 년을 감옥에 있다 나온 사람도 있으니 말이다. 지금은 현대식 건물이 들어서 있다. 이또한 기적이다. 하루살기가 어려운 상황인데 목사님이 자신이 직접 앞으로 지어질 쉼터와 교회의 조감도를 보여 준다. 나는 속으로 '**어떻게..?**' 하고 생각한다. 하지만 얼마되지 않아 교회와 쉼터가 세워진다.

임명희 목사님의 비밀

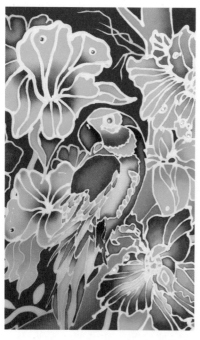

꽃과 앵무새

한번은 내가 교회에 의료봉사를 가게 되었다. 목사님이 조용히 보자고 하신다. 내게 비밀을 말씀 해 주시겠다고 하신다.

기도를 무엇을 할지 정확하게 인지하고 기도를 시작하신다고 한다.

금식기도를 하면 더욱 좋다고 하신다. 그리고 자기가 하는 기도가 이루어 진 것으로 온전히 자신이 믿게 된다. 환상을 보면 더 좋다고 하신다. 그러면 기도는 이루어진다고 하셨다.

임명희 목사님과 광야교회 신도들의 기도발

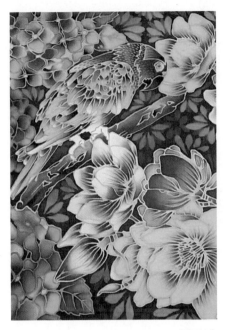
앵무새

나의 딸 Katie가 고 3이 되어 대학에 진학하게 되었다. 나는 웬만해서는 목사님에게 기도 부탁을 안하는데 Katie가 좋은 대학을 가게 해 달라고 부탁드렸다. 그 당시 딸은 로스엔젤레스(L.A)에 있는 버클리 대학에 가기를 희망할 때였다.

목사님과 그 광야 교회분들이 합심하여 꽤 오랜기간 기도해 주셨다. 내 딸은 버클리대는 떨어지고 뉴욕 대학교로 가게 된다. 나는 무척 실망하였고 목사님이 기도하셔도 별 수 없구나 생각했었다.

수년이 지나고 내 딸은 뉴욕 대학교에서 자신이 평생 직업으로 삼을 가장 적성에도 맞고 자신의 꿈인 **'세상을 좋게 변화시키자'** 라는 생각에도 맞는 영화 감독이 되는 과로 전과하게 된다. 나는 얼마전 목사님을 만나서 미안했다고 그리고 감사드린다고 말씀 드렸다.

쪽방촌에서 만난 천사 할머니

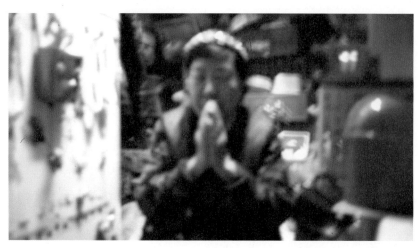

쪽방촌 천사 할머니

　영등포 광야교회 뒷편에 쪽방촌이 있다. 쪽방촌에는 노숙을 겨우 면한 어려운 분들이 한 평이나 될까 할 정도의 작은 방에서 생활하신다. 내가 처음 방문했던 영등포 광야교회 뒷쪽에 있던 쪽방촌의 건물들은 방으로 가는 복도나 계단에 전기도 들어오지 않아 매우 어둡고 쥐까지 돌아다니는 열악한 환경이었다. 키가 크신 분은 가로나 세로로도 눕지 못하고 대각선으로 누워야 발을 뻗을 수 있을 정도로 좁고, 그 좁은 방안에 온갖 살림살이가 다 있으니!

　내 딸 케이티(상아)가 뉴욕대학 졸업반일때 같은 학과의 미국친구들이 약 한 달간 상아를 따라 한국에 방문한 적이 있다. 금발의 상아친구 메릴린과 녹색 눈의 네이샤, 그리고 필립, 세라는 저녁 무렵에 광야교회에 가서 무엇인가 봉사하고자 한다.

광야교회에 가서 교회에 대한 설명을 하시는 간사님 이야기는 상아가 친구들에게 동시통역을 하였고, 교회를 구경하고 나서 간사님의 제안으로 쪽방촌을 방문하게 된다. 어렵게 사시는 쪽방촌 사람들을 만나던 중 빛이 유난히 밝게 새어나오는 방을 방문한다. 그 방의 주인인 할머니는 세상에 사는 천사인 것 같았다. 한 평도 되지 않는 방은 온갖 악세사리들로 아름답게 가득 차 있었다.

　할머니는 이 악세사리들을 직접 만들고 파신다고 하셨다. 한달 파시면 50만원 남짓의 수입이 생기시는데 그 중 30만원 정도는 교회의 어려운 사람들을 위해 헌금하신다고 한다. 할머니는 자신의 이야기를 하면서 너무도 행복하게 웃으신다. 할머니는 자신이 만든 악세사리를 상아와 친구들에게 하나씩 선물로 주시면서 자신을 방문해 주어서 고맙다고 하신다.

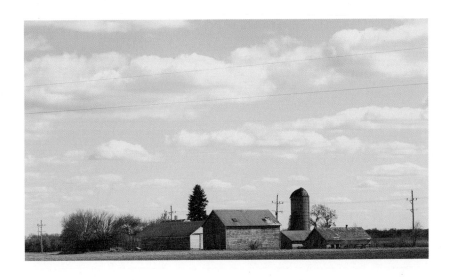

나는 뒤에 서서 '**고맙습니다**' 라는 얘기를 계속 되뇌이고 있었다.
너무도 행복하게 생활하시는, 가장 낮은 곳에 있지만 가장 아름답게 사
시는 분을 그 어려운 쪽방촌에서 만났다.

나는 그 날 뒤편에 서서 눈물을 흘렸다. 하지만 그 복도가 어두워 내가 울
고 있는 것을 아무도 몰랐다. 내 딸 상아와 친구들 모두 다 할머니의 큰 사
랑에 크게 감동하였고, 그 기억은 내가 살아있는 동안 계속 될 것이다.
　'**행복은 환경이 아니고 자신이 결정하는 내 안의 세상**' 이라는 것
을 할머니께서 가르쳐 주셨다.

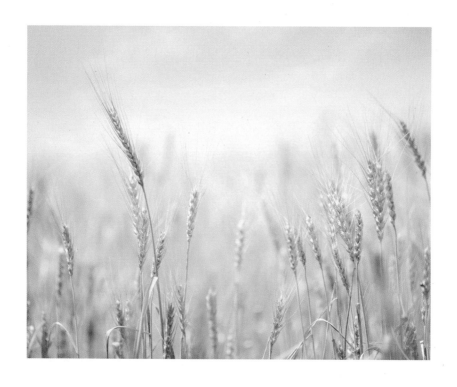

제 25장

정보에너지 의학

- 정보 에너지 의학(information energy medicine, IEM)
- 노벨상 수상자 벨기에의 과학자 – 프리고진의 산일 구조론
- DNA에서 방출하는 생체광자 ・동종 의학(homeopathy)
- 물분자는 정보를 에너지장의 형태로 기억한다
- 헤롤드 바 교수의 생체 자기장
- 호 박사의 양자 정보장(quantum information field)
- 기억은 에너지장 내에 홀로그램으로 저장된다 ・오라(aura)
- 인체 내에 있는 나선형 구조는 우주에너지와 공명을 한다
- 인체 내의 물분자와 생체분자 사이에 발생하는 쌍극자는 인체를 우주와 에너지로 연결한다
- 세계적인 물리학자 카프라의 양자장
- 뇌의 양자장은 외부의 에너지체들의 양자장과 서로 소통교류한다
- 외부 에너지와 공명하는 인체내 소기관들
- 하버드 의대의 스티븐 록크의 내 안의 치유가
- 슈바이처 박사는 모든 사람들은 자신안에 의사인 타고난 지성이 있다고 한다

정보 에너지 의학(Information energy medicine, IEM)

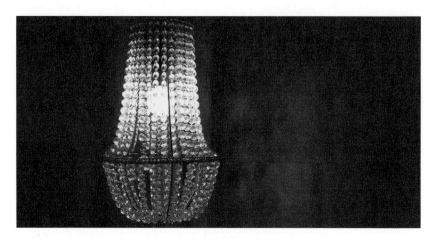

정보 에너지 의학은 양자 의학의 한 분야이다.

미세세계 즉 원자보다 작은 소립자, 파동, 초양자장 같은 에너지를 치료에 적용하는 의학이다.

노벨상 수상자 벨기에의 과학자 – 프리고진의 산일 구조론

벨기에의 과학자 일리야 프리고진(Ilya Prigogine : 1917~2003)은 산일 구조론(Dissipative structure Theorem)을 창안한다. 그는 1977년 노벨상을 수상한다. 무질서에서 질서가 생기는 자기조직(Self-organization)은 섭동(동요, Perturbation)에서 시작한다. 생명체에는 자기 조직화하는 에너지 정보가 있다.

DNA에서 방출하는 생체광자

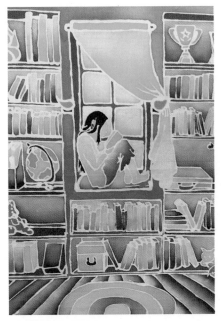

책 읽는 소녀

독일의 생물 물리학자인 알버트 포프박사는 DNA에서 생체광자(Biophoton)가 방출되는 것을 발견한다.

동종 의학(Homeopathy)

기원전 4세기(B.C4세기)에 이미 히포크라테스는 동종요법의 원리에 대해 이야기한다. FDA(미국 식품의약국)는 승인을 내주는데 있어 세계에서 가장 엄격하고 신중하게 그리고 오랜 시간 숙고하여 결정하는 기관이기에 이 FDA에서 승인 받은 치료법은 세계적 공신력을 얻게 된다. FDA에서는 동종요법을 승인 하였다. 영국의 경우에는 왕실이 후원하는 동종의학 병원이 있다. 꽃, 채소, 씨앗, 뱀독 등 자연에서 체취한 천연물을 물에 희석한다. 희석을 많이 할수록 물질은 없어지고 에너지만 남는다. 이것을 복용하여 자연 치유력을 높이는 의학이 동종의학이다.

물분자는 정보를 에너지장의 형태로 기억한다

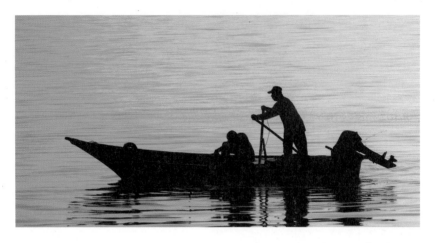

　프랑스, 이태리, 캐나다 그리고 이스라엘 4개국의 과학자들은 1988년 프랑스 파리 대학교에서 연구한 결과를 발표한다. 인체의 70%을 차지하는 물분자는 인체내에 있는 정보를 에너지장의 형태로 기억한다는 것이다.

헤롤드 바 교수의 생체 자기장

　미국의 예일대학교 생물학부 교수인 헤롤드 바(Harolds. Burr)교수는 세포와 조직의 발달에 전기동역학적 기제(Electric potential of the body)에 대해 이야기한다.

　헤롤드 바 교수는 살아있는 유기체(Living system)의 생체 전기장(Bio-electric field)을 L-field라는 용어로 제안한다.

헤롤드 바는 암 세포에서의 전기적 신호를 연구한다. 그의 저서 The
Nature of Man and the Meaning of Existence(인간의 본질 그리고 존재
의 의미)에서는 '**생물체와 인류는 영과 함께 존재한다**(Organism and
man is endowed with soul)'라고 밝혔다.

호 박사의 양자 정보장(Quantum information field)

영국 출신 생리의학자 호(M.W.Ho)박사는 세포와 조직 구조들을 하나
로 연결하는 에너지장이 눈에 보이는 세포와 조직 배후에 있고 이것을
양자 정보장(Quantum information field)이라 하였다.

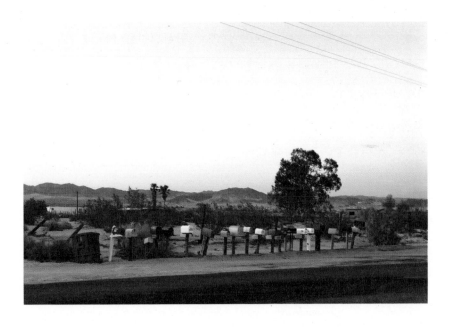

기억은 에너지장 내에 홀로그램으로 저장된다

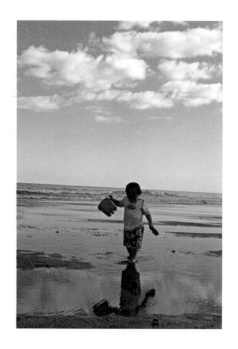

프린스톤대학의 프리브람 (Karl pribram)교수는 기억에 대한 연구에서 기억은 뇌 조직에 저장되어 기억되는 것이 아니라 에너지장 내에 홀로그램으로 저장된다고 한다.

오라(Aura)

남부캘리포니아 대학의 조이 (W. Brugh Joy) 교수는 다른 사람의 에너지장인 오라(Aura)를 관찰 할 수 있다 하였고 모든 사람들은 다 자신과 같은 능력이 잠재되어 있다고 한다. 미국 UCLA 대학의 헌트 교수는 20년간 오라(Aura)에 대해 연구를 했다.

그는 사람은 누구나 오라(Aura)를 가지고 있고 카오스(Chaos)수학공식으로 사람의 오라를 수치화하여 컴퓨터로 해석해 내었다. 그는 심장과 뇌의 전자기파를 해석하여 인체 내의 모든 에너지 정보를 알 수 있다 한다.

인체 내에 있는 나선형 구조는 우주에너지와 공명을 한다

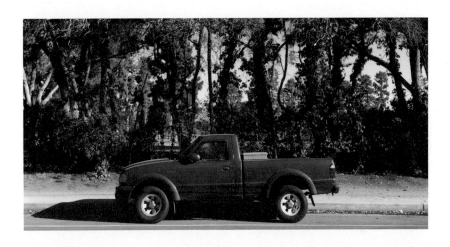

여러 과학자들은 인체 내의 물분자와 단백질 그리고 DNA등에서 나타나는 나선형 구조는 우주에너지와 공명을 하는 구조라 한다. 이온들이 이 구조를 지나면서 나선형(Vortex)운동을 하고 이때 발생하는 파장이 우주 공간에 존재하는 에너지와 공명하면서 연결된다는 것이다.

인체 내의 물분자와 생체분자 사이에 발생하는 쌍극자는
인체를 우주와 에너지로 연결한다

인체 내의 물분자와 생체분자가 서로 반응하면서 그 사이에 진동하는 쌍극자가 생긴다. 쌍극자가 발생하면 우주에너지가 이 쌍극자 구조내로 들어오면서 솔리톤(Soliton)을 만든다.

솔리톤은 전자기 현상을 나타내는데 이런식으로 인체와 우주는 에너지로 연결된다.

세계적인 물리학자 카프라의 양자장

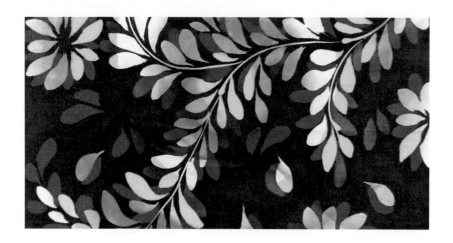

세계적인 물리학자 카프라(F. capra)는 양자전기역학에 의하여 인체내의 소립자는 양자장을 형성하고 그 양자장과 반응하는 우주의 양자장은 서로 연결되어 에너지 교류가 일어난다는 것이다.
인체의 에너지 정보와 공간 내 에너지정보가 양자장으로 연결되어 서로 에너지교류를 한다.

뇌의 양자장은 외부의 에너지 체들의 양자장과 서로 소통교류한다

미국 아리조나 대학의 하메로프 교수는 신경세포(Nerve cell)의 세포질에 존재하는 미세소관(Microtubule)은 양자장치 역할을 하여 외부의 에너지 장과 공명함으로 에너지 교류를 한다고 한다. 뇌(Brain)는 신경 세포의 집결지이며 모든 신경계의 사령부이자 본체이다.

뇌의 미세소관들은 양자장을 형성하여 외부의 에너지 체들의 양자장과 서로 소통교류한다.

외부 에너지와 공명하는 인체내 소기관들

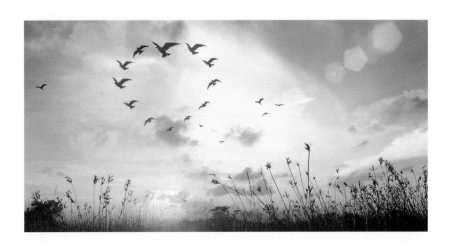

또한 잉거버(D.E. Ingber) 박사 와 첸(C.S.chen) 박사등은 세포 외부에 있는 콜라겐(Collagen), 엘라스틴(Elastin), 파이브로넥틴(Fibronectin), 미세관(Microtuble), 필라멘트(Filament) 등도 외부 에너지와 공명하는 구조를 하고 있다 한다.

하버드 의대의 스티븐 록크의 내안의 치유가

하버드 의과 대학의 스티븐 록크(Steven Locke)교수는 저서〈내안의 치유가〉를 통해 자신의 자연 치유력은 자신 내부의 에너지 장에 의해 생긴다고 밝히고 있다.

슈바이처 박사는 모든 사람들은
자신 안에 의사인 타고난 지성이 있다고 한다

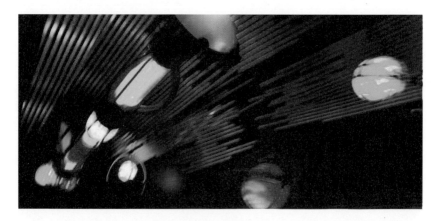

　슈바이처 박사는 모든 사람들은 자신 안에 의사를 간직하고 있다고 한다. 자신안의 의사는 자신이 가지고 있는 치유력이며 생명 에너지이다. 이 타고난 지성(Innate intelligence)이 제대로 기능하면 어떤 병이든 이겨낼 수 있고 어떤 병이든 정상으로 되돌려 건강을 회복할 수 있다고 슈바이처 박사는 믿었다.

제 26장

원소를 이용한 에너지 치료

조근호 선생님의 원소를 이용한 에너지 치료

조근호 선생님은 본원에서도 근무하면서 내가 치료 하는 것을 보았고 나도 조선생님께 이 치료법에 대해 수년 간 가르침을 받아왔다. 하지만 조 선생님이 하는 이 치료법에 대한 내용이 아직 일반인들이 이해하기에 많이 어렵고 받아들이기가 두렵다.

무섭고 두려운 존재에 대한 영화들

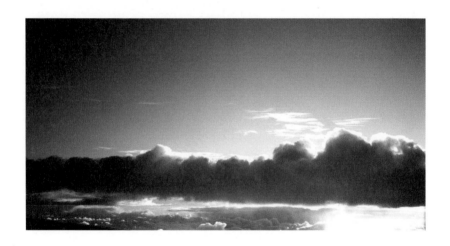

이십 세기 폭스(사)에서 만든 한국 영화로 2016년도에 개봉한 곡성(哭聲)이라는 영화가 있다. 한국의 전라도 한 마을에서 일어나는 무서운 사건들을 소재로 한 영화다.

곡성 첫 장면에 누가복음 24장 37절~39절 말씀이 나온다.

그들은 놀라고 무서움에 사로잡혀서 유령을 보고 있는 줄로 생각하였다. 예수께서는 그들에게 말씀하셨다.

"어찌하여 너희는 당황하느냐? 어찌하여 마음에 의심을 품느냐? 내 손과 발을 보아라. 바로 나다. 나를 만져 보아라. 너희가 보다시 피 나는 살과 뼈가 있다."

원소를 이용한 에너지 치료

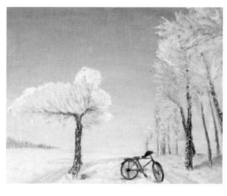

원소치료제라는 것은 지구에 존재하는 원소중 실온에 고체로 존재하는 원소들을 이용하여 만든 에너지 치료제이다.

이 원소 치료제는 환자 한 사람 한사람에 맞추어 만드는 것이 효과면에서 좋다.

박지순 님 作

허리통증에 있다고 하면 허리통증 부위에서 나오는 파장을 감지하고 분석한다. 그리고 원소들을 이용하여 파장을 정상화 할 수 있는 배합을 한다. 적게는 십여개에서 많게는 40~50가지의 원소를 배합한다.

배합할때 원소의 비율이 중요하다 하나하나 원소의 비율을 맞추어 파장을 조절한다.

치료해야 하는 부위에서 나오는 파장의 크기, 강도, 그리고 성질을 계속 모니터링 할 수 있는 진단능력이 있어야 한다. 그래서 치유사의 능력이 에너지 치료의 성공 여부에 중요하게 작용한다.

에너지 치료사의 고충

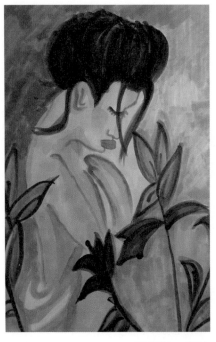

이 치료는 제도권 내에서는 인정되는 치료가 아니기에 아무 치료비도 받지 않는다.

다른 의사분들에게도 이 치료법을 전하려고 여러번 시도했으나 잘 되지 않았다. 시술하기도 어렵고 치료비도 받을 수 없고 또 환자들이 이상하게 생각 할수도 있는 것을 과연 누가 제정신이 아니고서 이 치료를 환자들에게 하겠는가?

기도하는 여인

결국 이 치료법에 매달려 온 조근호 선생님은 서초동에 있는 의원문을 닫았다. 선구자적 역할을 하는 사람은 항상 시련이 따른다.

나는 묵묵히 에너지 치료를 한다

　나는 내 환자분들에게는 설명 없이 치료를 적용한다. 원소 치료제는 가루로 되어있고 아주 소량만 정확한 부위에 테이프를 이용하여 붙인다. 만들어진 원소 치료제도 100종류가 훨씬 넘는다.

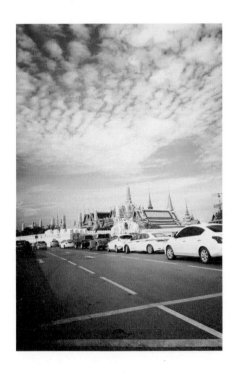

　원소 치료제를 하나만 붙이는 것이 아니라 여러 종류의 원소 치료제를 여러곳에 붙인다.

　계속 환자의 에너지장의 변화를 감지하면서 붙여 나간다.

제 27장

병을 일으키는 에너지체들;
사기(병기), 귀신, 사탄, 악령

· 사기(邪氣) 즉, 병기(病氣)를 인체의 에너지장에서 뽑아내어
  처리하기
· 사기(병기)의 처리는 주의를 요한다
· 사기의 뿌리가 제거되지 않으면 다시 되돌아 간다
· 귀의 세계 – 필요악
· 사탄(Satan)의 종류

사기(邪氣) 즉, 병기(病氣)를 인체의 에너지장에서 뽑아내어 처리하기

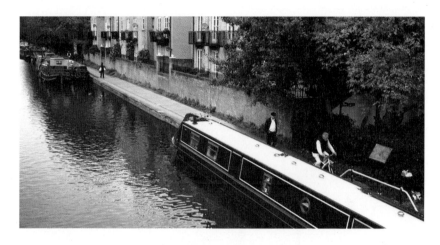

한방에서는 병을 일으키는 에너지를 사기(병기)라고 부른다. 이 사기를 몸에서 분리하는 작업을 하는 것이다. 원소치료제를 붙여서 환자의 에너지가 안정을 찾았다 하더라도 그것으로 치료가 끝나는 것이 아니다. 치유사는 자신의 공력을 이용하든 채널링을 통해 위대한 치료의 영들에게 도움을 받든 사기를 환자의 몸에서 뽑아내어 처리해야 한다.

사기(병기)의 처리는 주의를 요한다

사기를 뽑아 내는 것보다 더 중요한 것이 처리하는 것이다. 환자의 몸에서 분리된 사기는 치유사에게 들어갈수도 있고 치유사를 돕는사람에게로 들어갈수도 있다.

하지만 제일 많은 경우는 다시 환자의 몸으로 들어가는 것이다.

사기의 뿌리가 제거되지 않으면 다시 되돌아간다

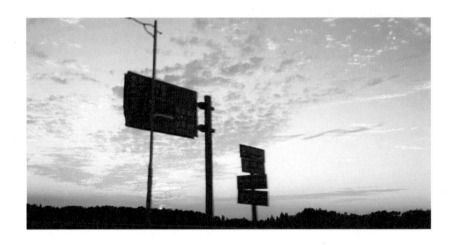

사기의 뿌리가 완전히 빠지지않아 환자의 인체와 연결되어 있으면 반드시 다시 환자의 몸으로 되돌아간다. 완전히 분리되었는지를 확인 확인해야한다. 그리고 이 사기를 다른 곳으로 반드시 이동시켜야한다.

그래서 치유실에는 창문이 있어 그곳으로 사기를 빼낸다. 하지만 만약 이 에너지 체가 사기의 수준이 아니라 더 큰 에너지 체라면 택도 없는 일이다. 이때는 치유사는 기도를 한다.
사랑의 기도를 한다.

귀의 세계 – 필요악

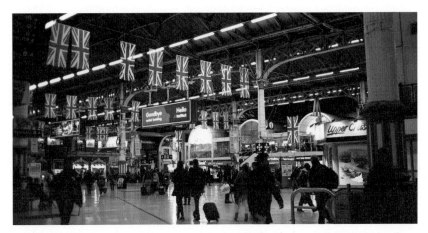

영국의 기차역

귀의 세계는 필요악의 세계로 인과 관계에 의하여 인간의 에너지체에 붙게 된다. 귀는 사탄과 귀신의 두종류의 에너지체가 있다.

사람의 부정적 생각이나 마음 또는 과거의 행동에 따른 결과에 의하여 이 두 종류의 에너지체가 사람의 에너지체에 붙게 된다.

예외적인 경우도 있는데 업을 받을 만한 어떠한 것도 없는 영혼이 다른 사람들의 업을 대신지고 아픈 경우이다. 영적 지도자분들 중에서 이런 경우를 종종 볼 수 있다.

사탄도 여러종류로 나뉘고 귀신도 많은 종류로 나뉜다. 사탄이 매개가 되어 귀신이 붙게 된다.

사탄(Satan)의 종류

　사탄을 5종류로 나눈다. 질병, 물리적 사고에 관계된 사탄들을 1번 종류의 사탄으로 분류한다.

　감정과 욕심에 의하여 연결되는 경우가 2번 종류의 사탄이다. 폭력을 조장하는 사탄이 3번 사탄이다. 테러나 폭동을 일으키는 사탄이다. 4번 사탄은 사이비교나 정신적으로 사람들의 사상을 해치는 집단을 만드는데 관여하는 사탄이다. 5번 사탄은 매우 강력하다. 전쟁을 일으키는 것과 관련된 사탄이다.

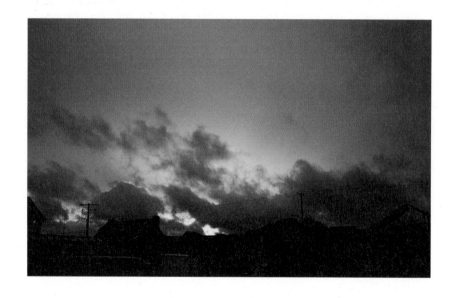

제 28장

에너지 의사와 에너지 치료

· 에너지 체 방어막을 회복하게 위해서는 내가 변해야한다
· 에너지 의사들의 도래
· 바이러스같은 미세구조의 생명체는 에너지 세계에 가깝다
· 병이 위중할수록 강하고 두려운 에너지체가 개입한 것이다
· 치유사도 자신의 에너지 장을 돌보아야 한다
· 에너지 치료과정

에너지 체 방어막을 회복하기 위해서는 내가 변해야 한다

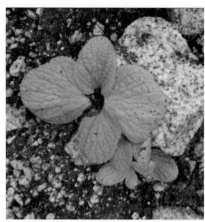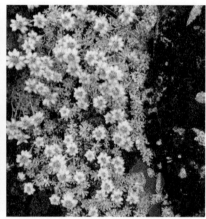

히말라야 해발 5000미터 위에서 핀 꽃들

환자의 에너지 체의 방어막이 복구 되기 위해서는 의식의 변화가 있어야 한다.

나는 이 책에서 그럴수 있도록 최선의 방법들을 적었고 그 방법을 수행 했을때 나타나는 의학적, 과학적, 양자역학적 메카니즘에 대해서 서술했다.

감정 단백질, 기억 단백질의 의미, 리만 방정식과 아인슈타인의 상대성 이론을 통한 설명과 뇌과학적 메카니즘 그리고 예수님과 부처님께서 보여주신 여러 증거들을 제시했다.

우리는 우리가 모르는 세계에 무방비로 노출되어있다. 에너지 세계에 대해 많은 내용이 성경에 나오지만 우리는 에너지 세계는 우리와 아무 상관 없다고 생각하면서 살아온 것도 사실이다.

하지만 이제는 에너지에 대한 치료가 행해져도 될 정도로 인류의 의식이 진보하였다.

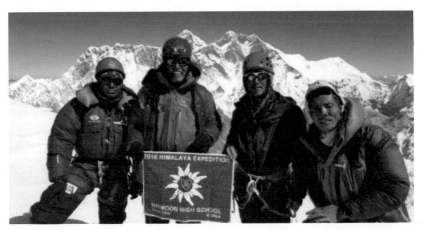

히말라야 정상에 선 휘문인

에너지 의사들의 도래

나는 감히 단언하건데 100년 내에는 에너지 의사들이 지금의 의사들 같이 일반적으로 환자들을 보는 때가 오리라 믿는다.

생각을 바꾸고 의식을 진보시켰음에도 불구하고 내가 전에 한 일 때문에 내게 닥친 에너지적 고통은 내가 감내 해야한다. 에너지 체 여러개가 한 몸에 들어가 있는 경우도 있다.

에너지 체를 하나씩 떼어 낼 때 마다 그 사람의 사기 즉 병의 기운은 범위와 강도가 줄어든다.

바이러스같은 미세구조의 생명체는 에너지 세계에 가깝다

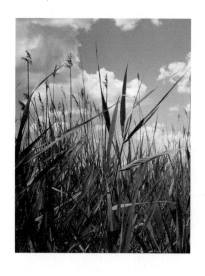

바이러스 같은 미세구조의 생명체는 에너지 세계에 가깝다. 병이 발생했을때 알게 모르게 개입되는 바이러스들이 수도 없이 많다.

병이 위중할수록 강하고 두려운 에너지 체가 개입한 것이다

병이 위중할수록 강하고 두려운 에너지 체가 붙어 있는 경우다. 치유사의 힘으로는 대개 어찌해볼 수가 없다. 기도를 올리고 치유의 영들과 천사님들의 도움을 받아 환자를 치료한다.

치유사도 자신의 에너지 장을 돌보아야 한다

치유사도 이런식으로 치유해 가면서 자신의 에너지 장이 오염되거나 손상 받기가 쉽다. 치료 후에 자신을 점검하고 자신의 에너지 장을 정화 하는 것을 하루도 게을리하면 안된다.

에너지 치료과정

　환자의 치료는 환자가 위를 보고 누운 자세에서 시작한다. 사지에 주로 원소 치료제를 붙이고 앞부터 정화하고 나서 환자를 엎드리게 하고 뒷부분을 치료한다. 정확한 부위에 그것에 맞는 원소 치료제를 붙인다.

　원소 치료제는 보조요법이다. 치유사가 감지하고 기도하고 채널링하는 것이 더욱 중요하다.

　가장 중요한 것은 환자 자신이다. 환자가 바뀌어야 한다.

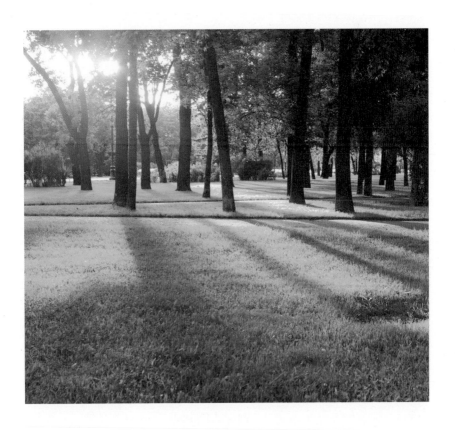

제 29장

My way

내 이야기

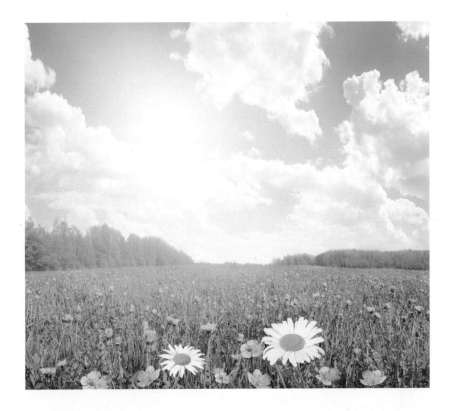

    나는 1996년 3월 26일날 강남대로에 의원을 개설한다. 주로 척추 질환 환자분들 그리고 통증 환자를 치료했었다. 그 당시 본원에는 실력 있는 의사들이 있었다. 척추를 교정하는 의사, 근막 치료를 하는 의사, 그리고 내가 치료에 임할 때였다. 20년 전 삼십대 중반의 나는 개원 첫 몇 년은 근근막통증증후군 치료법을 이용하여 통증 환자를 정말 성심을 다하여 치료하던 시절이다.

의과 대학시절 열심히 공부 안했던 벌인지 개원하고부터 내 공부가 시작되었다. 그 이후로 많은 치료법을 접하고 그 치료법이 환자에게 도움이 된다고 판단되면 기꺼이 배움에 임했다.

하루는 본원에 나이 지긋하신 신사분이 어깨 통증으로 나를 찾았다. 환자 성함을 보니까 유X성이라는 이름이 왠지 낯설지 않았다.

자신이 그때보다 젊었을 때 헬리콥타를 타고 시찰을 나갔다가 헬리콥다가 기류 불안정으로 덜컹 아래로 하강하면서 생긴 어깨 통증이 고질병 같이 있어 왔는데 최근 어깨가 굳어지는 것 같으면서 손을 머리까지 들 수 없다는 것이다. 내게 부탁하기를 자신이 내게 와서 치료받을 시간이 별로 없기에 한번에 낫게 해달라는 부탁이었다.

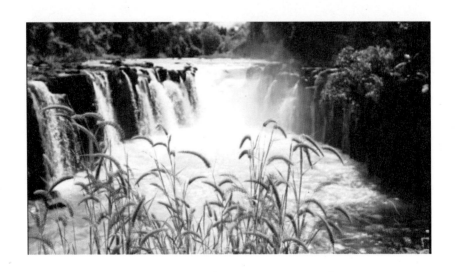

나는 내 진료실을 찾는 환자가 광야교회에서 오신 노숙인이건 재벌 회장님이건 똑같이 치료한다.

그 당시 일주일에 한 번 이상 본원에 오는 한보그룹 정원근 회장은 나이는 나와 같은데 학번은 일년 빠른 분이었다.

아내와 정회장 부인하고는 어린시절부터 가장 친한 친구이다.

정회장은 한 주라도 내 치료를 거르면 일주일이 힘들다고 매주 나를 찾았다. 나는 환자 한사람 한사람을 내가 진단 했을 때 나아졌다는 진단의 확신이 있을 때까지 치료한다. 어떤 때는 한시간 이상의 치료시간이 걸리기도한다.

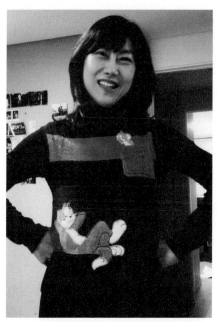

사랑하는 아내

뒤에서 기다리는 환자분들은 내 마음을 아는지 많이 불평하지 않았다.

나중에 목사님 사모님이 된 김현정 간호사도 환자를 사랑으로 대할 때였다. 조금 더디게 낫는 환자분들은 되려 우리에게 미안해 할 때이다.

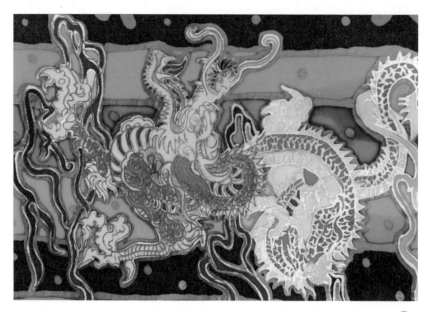

용

  선생님과 치료사분들이 그리고 간호사가 이렇게 지극정성으로 치료
에 임하는데 빨리 낫지 못해 미안하다는 이야기를 들을 때였다.
  정 회장은 한시간씩 환자보고 치료비 오만원 받아가지고 언제 부자되
냐고 우스개소리를 할때다. 정회장 계열사 중 상아제약〈제놀〉이라는 제
품에 내가 어디에 부치면 좋은지 정해주면 그것을 설명서로 제놀파스안
에 넣어서 선전해 주겠다고 할 때이다. 아무튼 나는 이 노인 신사분을 정
성을 다해 치료하였고 그 이후로 오지 않았다.

  시간이 많이 지난 어느날 나이드신 여자 환자분이 본원을 찾았고 자
신이 그 노인분의 아내라고 하면서 자신의 남편은 내 치료를 받고 한번
에 치료가 다 되어 어깨통증도 없어지고 팔도 자유롭게 움직일 수 있게

되어 다시 내게 치료받을 필요가 없어 오지 않았다고 한다. 그분은 그 이후 재판을 받으면서 얼마 지나서 세상을 뜨셨다.

그 부인은 자신의 남편을 치료해 준 내게 자신의 병을 낫게 해달라고 찾아오신 것이다.

강력한 에너지 조절치료제인 원소 치료제의 작용기전
– 내가 생각하는 가설

원소 치료제의 정확한 작용기전은 아직 정확히 모른다. 내가 수년 간 사용한 경험과 에너지 치유사로서 생각하는 가설을 적는다. 원소 치료제는 에너지 치유사가 사기나 병기를 환자의 에너지 체에게 분리해내는데 보조요법제로 쓰인다.

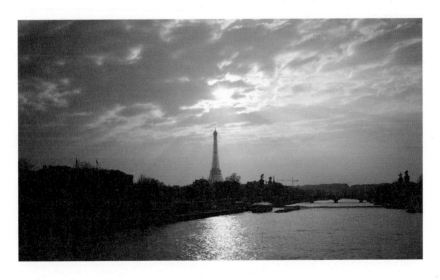

하지만 원소 치료제만 붙여도 어느정도의 효과는 분명히 존재한다. 원소 치료제는 사기의 크기와 강도를 줄여주고 사기가 인체 내의 에너지와 좀 더 쉽게 분리되어 빠져나가는 것을 돕는다.

원소 치료제를 붙이면 대개 역겨운 냄새가 진동한다 – 사기의 냄새

원소 치료제를 인체내에 붙이면 사기가 빠지면서 오감이 예민한 사람들은 불쾌한 냄새를 감지하거나 시각적으로 무엇인가를 보기도 한다.

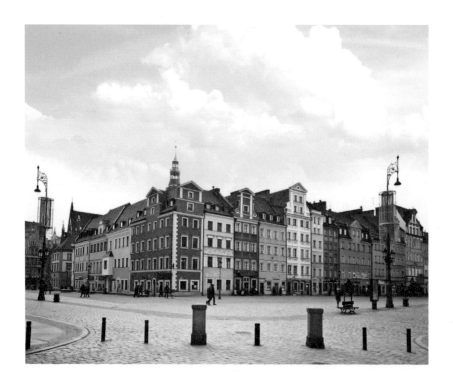

원소 치료제의 파장이 사기의 파장과 간섭한다

원소 에너지 치료제를 사기가 들어간 곳에 붙인다. 원소 치료제의 파장이 사기의 파장과 간섭(Interference)한다.

에너지 치료사는 환자의 에너지장과 동조한다

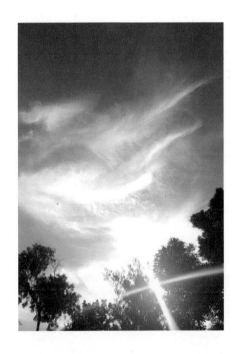

에너지 치료사는 환자의 에너지장과 동조한다. 이때 에너지 치료사는 환자의 고통을 느낀다. 어떤 때는 견딜 수 없는 마음의 고통을 느끼고 나도 모르게 눈에서는 눈물이 흐른다.

사랑이 임하면 치유반응이 일어난다

에너지 치료사는 이제 환자의 에너지 장을 정화하고 치료할 수 있는 지고한 영들과 천사님들에게 환자에 대한 사랑을 간구한다.

지고한 영들에게 환자의 에너지 체에서 치유사가 어찌 해 볼수 없는 사탄이나 귀신 그리고 악령을 분리시켜 달라고 기도한다. 그리고 천사님들에게는 분리된 사탄이나 귀신 그리고 악령을 다른 세계로 그들이 있어야 할 곳으로 데려가 달라고 기도한다.

밝음과 어둠이 공존할 수 없듯이 사랑의 에너지는 무섭고 두려운 에너지체와 부딪친다. 나는 이때 느끼는 것은 온몸에 불이 내려오거나 폭풍속에 있는 느낌이다.

강력하고 무섭고 두려운 에너지 체일수록 엄청난 느낌이다. 몸이 흔들리기 시작하는데 온몸의 세포가 동시에 진동하는 듯한 느낌을 받을 때도 있다.

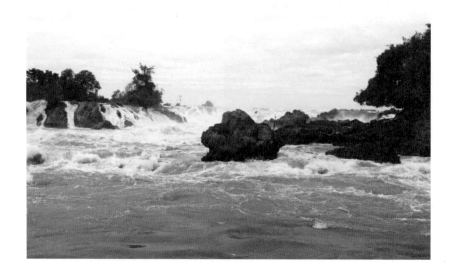

잠시 느낌이 잦아지는 듯하다가 다시 폭풍 속으로 들어간다. 이렇게 여러번 반복하다가 시원하고 청량한 해방된 것 같은 따스한 감동이 내려온다. 너무도 큰 기쁨이 샘솟는다.

치료의 반응 후에는 환자는 무조건 좋아진다

반응이 있었던 환자는 당장 좋아진것을 느끼기도 하고, 나중에 좋아진 것을 알기도 하지만 무조건 좋아진다.

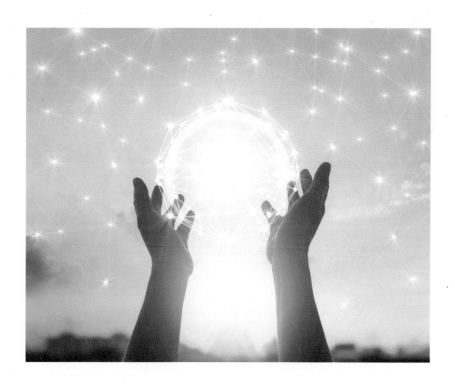

제 30장

원소 치료제의 종류

· 원소 치료제
  – MP, 냉기, 게르마늄들, 각 장기들에 대한 원소 치료제들
· 귀신 1, 2는 동물이 죽은 뒤에 된 에너지체
· 귀신 3, 4, 5, 6, 7, 8, 9, 10은 사람이 죽은 뒤에 된 에너지체
· Y는 사탄에 작용하는 에너지 치료제이다
· 괴물과 악령은 절대악

원소 치료제
– MP, 냉기, 게르마늄들, 각 장기들에 대한 원소 치료제들

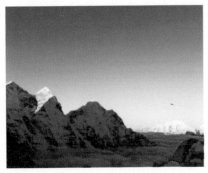

히말라야의 새벽

MP는 외상이나 세균에너지에 반응하는 원소 치료제이다. 외상을 받을 때도 충격에너지가 우리의 에너지장으로 들어간다.

세균도 에너지가 있다. 외상이나 세균의 에너지가 인체내에 에너지 낭을 형성한 것을 MP를 이용하여 제거한다. 냉기와 게르마늄돌은 사기가 잘 빠져나가게 통로를 열어주는 작용을 한다. 간, 부신, 비장, 전립선, 골수, 뇌하수체라는 라벨이 붙어있는 바이알은 장기인 간, 부신, 비장, 전립선, 뇌하수체, 골수등의 에너지를 정화하고 그곳의 사기를 제거하는 에너지 치료제이다.

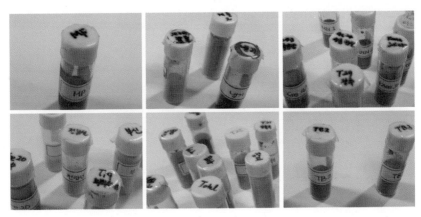

MP, 냉기, 게르마늄돌, 각 장기들에 대한 원소 치료제들

귀신 1, 2는 동물이 죽은 뒤에 된 에너지체

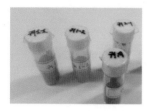

귀 1-1, 1-2, 2-1, 2-2 귀A
원소 치료제

귀신은 사람이나 동물이 죽은 후의 에너지체가 사탄의 작용으로 영의 세계로 가지 못하고 이승에 남아 있는 경우의 에너지체이다.

귀신 1과 2는 동물이 죽은 뒤의 에너지체가 귀신이 된 경우에 사용하는 원소에너지 치료제이다.

귀신 3, 4, 5, 6, 7, 8, 9, 10은 사람이 죽은 뒤에 된 에너지체

귀신 3에서 10은 사람이 죽은 뒤의 에너지체가 귀신이 된 경우에 사용하는 원소에너지 치료제이다. 귀신 11이상 부터는 더 강력한 귀신의 에너지체이다.

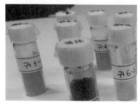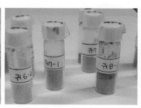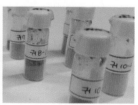

귀 3-1, 3-2, 4-1, 4-2, 5-1, 6-2, 7-1, 7-2, 8-1, 9-1, 9-2, 10-1, 10-2 귀B
원소 치료제

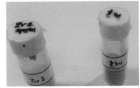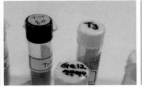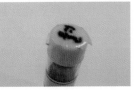

귀 11-1, 11-2, 귀 C Ti 2 원소 치료제

Y는 사탄에 작용하는 에너지 치료제이다

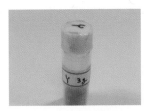

Y 원소 치료제

Y는 사탄에 작용하는 에너지 치료제이다.

사탄은 인간의 에너지체하고 귀신의 에너지체를 연결하는 역할을 한다.

사탄의 에너지체가 인간의 에너지체에 붙게 되면 그때부터 귀신이나, 괴물이나 악령이 연결된다. 인간의 에너지체에 여러 가지가 한꺼번에 붙을 수도 있다.

괴물과 악령은 절대악

절대악의 에너지체인 괴물은 괴물 1, 2, 3, 4, 5, 6, 7, 8, 9로 나뉜다. 악령은 악령 1, 2, 3, 4 까지로 나뉜다. 악령이 괴물보다 더 강력한 에너지체이다.

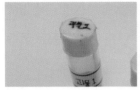
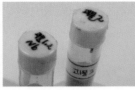
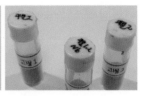

괴물 1, 2, 괴물 1, 2 Nb 원소 치료제

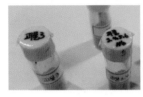
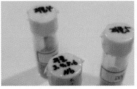
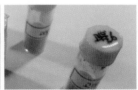

괴물 3, 4, 5, 6 괴물 3, 4, 5, 6 Nb 원소 치료제

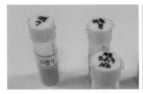
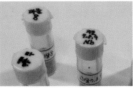
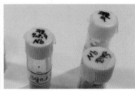

괴물 7, 8, 9, 괴물 7, 8, 9 Nb 원소치료제 Nb 절대악, 마통합 원소 치료제

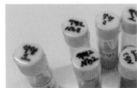
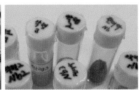
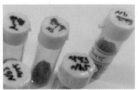

악령 1, 악령 2, 악령 3, Nb 절대악 원소 치료제

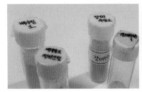
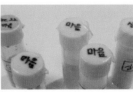
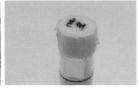

그 외의 여러종류의 원소 치료제

제 31장

모두 다 사랑이다

· 모두 다 사랑이다
· 인류와 지구 그리고 지구의 모든 생명체에게
  하나님의 은혜가 함께하기를

모두 다 사랑이다

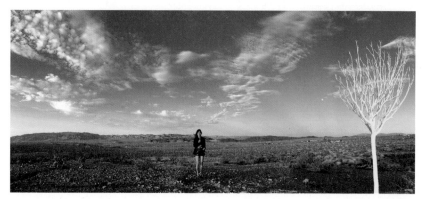

딸 상아

　지금같이 위대한 스승님들의 사상을 쉽게 접하고 공부할 수 있는 시기는 인류 역사상 그리 많지 않았다. 지금 현 시대를 사는 우리는 복 있는 시대에 살고 있는것 이다. 신앙의 자유가 있는 이 시대에는 내게 맞는 신앙을 택하여 진리를 공부 할 수 있기 때문이다. 단지 우리는 할 수 있다는 믿음과 행하는 용기만 있으면 된다.

인류와 지구 그리고 지구의 모든 생명체에게
하나님의 은혜가 함께하기를...

　우리 모두 다 행복해지고 우리 모두는 지구와 지구 내 생명체에게 좋은 에너지를 전하게 되기를 바란다. 지금까지 읽어주신 모든 분들께 하나님의 은혜가 함께하기를.

2016. 11

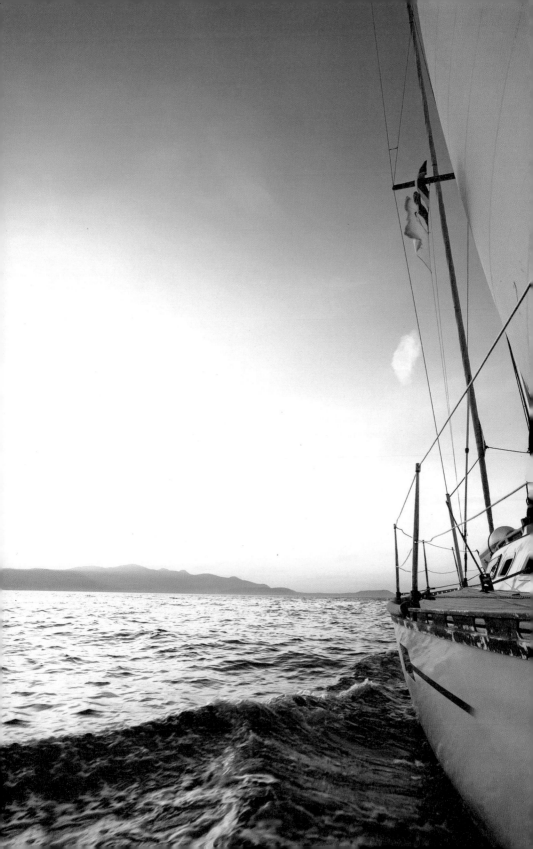

참고문헌

〈15분의 기적·자연치유력〉, 김종철 지음, 1024 think, 2006.

〈8체질과 사상의학으로 풀어보는 몸〉, 배철환, 산해, 2002.

〈CLEAN〉, 알레한드로 융거 지음, 조진경 옮김, 샘 앤 파커스, 2010.

〈Mechanical Neck Pain〉, James A. Porterfield. Carl Derosa, Saunders, 1995.

〈Maximum Achievement〉, 브라이언 트레이시 지음, 홍성화 옮김, 황금부엉이, 2010.

〈NLP 입문〉, 조셉 오코너·존 시모어 공저, 설기문·이차연·남윤지·정동문·권원달·

김행신 공역, 학지사, 2010.

〈POWER vs. FORCE 의식혁명〉, David R. Hawkins 지음, 백영미 옮김, 판미동, 2009.

〈The EDGE EFFECT〉, Eric R Braverman, M.D 지음, SterlingPubInc, 2005.

〈The Edge Effect〉, Ericr. Braverman, M.D, 2004.

〈The Thorax〉, Jean-Pierre Barral, Eastland Press, 1991.

〈The ONE THING〉, 게리 켈러, 제이 파파산 지음, 구세희 옮김, 비즈니스북스, 2013.

〈The BRAIN DIET〉, 엘런 C. 로건 지음, 서예잔 옮김, 성균관대학교출판부, 2007.

〈Urogenital Manipulation〉, Jean-Pierre Barral, Eastland Press, 1993.

〈Visceral Manipulation〉, Jean-Pierre Barral, Eastland Press, 1988.

〈Visceral Manipulation Ⅱ〉, Jean-Pierre Barral, Eastland Press, 1989.

〈Younger You〉, Ericr. Braverman, M.D. 2007.

〈간을 살린 사람들〉, BRM 연구소 지음, 예일비알엘, 2013.

〈거제가는길〉, 김현철 지음, 미지애드컴, 2011

〈고맙다, 줄기세포〉, 라정찬 지음, (주)위즈덤하우스, 2010.

〈교육의 기초로서의 일반 인간학〉, 루돌프 슈타이너 지음, 김성숙 옮김, 물병자리, 2002.

〈그리스도의 빛〉, 서말심 지음, 예빛, 2007.

〈근막경선해부학〉, Thomas W. Myers, 송윤경·이종수·임형호·조남경 공역, 현문사, 2003.

〈금강경〉, 최대림 역해, 흥신 문화사, 1998.

〈기적을 만든 21인의 암 치료법〉, 한상갑 지음, 랜덤하우스, 2007.

〈기초조직학〉, Luiz junqueira, Jose Carneiro 지음, 박경아 외 옮김, 한국맥그로힐, 2006.

〈나는 누구인가〉, 라마나 마하리쉬 지음, 이호준 옮김, 청하, 1991.

〈나는 한방으로 롱다리가 될 수 있다〉, 이동현, 김덕곤 지음, 매일건강신문사, 1999.

〈나의 삶과 예술〉, 윤영자 지음, 월간 미술계, 2013.

〈내 몸에 꼭 맞는 항암식품〉, 박교영·이명희·박덕은 지음, 서영, 2014.

〈내 몸에 맞는 운동으로 피로를 풀다〉, 노자와 히데오 지음, 동도원, 1997.

〈너 진짜진짜 탈무드 읽었니?〉, 김수영 지음, 도서출판시몬, 1996.

〈노는만큼 성공한다〉, 김정운 지음, 21세기 북스, 2011.

〈노자〉, 윤재근 지음, 동학사, 2001.

〈노자타설〉, 남회근 지음, 설순남 옮김, 부·키, 2013.

〈논어〉, 유일석 지음, 새벽이슬, 2008.

〈놓아버리기〉, 아잔브람 지음, 혜안 스님, 궁리출판, 2012.

〈뇌미인〉, 나덕렬, 위즈덤스타일, 2012.

〈뇌내혁명〉, 하루야마 시게오 지음, 박해순 옮김, 1996.

〈뇌는 늙지 않는다〉, 다니엘 G 에이멘 지음, 윤미나 옮김, 브레인월드, 2015.

〈뇌 생각의 출현〉, 박문호 지음, 휴머니스트 출판그룹, 2008.

〈뇌 속의 신체지도〉, Sandra Blakeslee·Matthew Blakeslee 지음, 정병선 옮김,

참고문헌

이다미디어, 2011.

〈뇌체질 사용 설명서〉, 에릭 R 브레이버맨, 윤승일 옮김, 북라인, 2009.

〈뉴만 Kinesiology〉, Donald A. Neumann, 대표역자 채윤원, 범문에듀케이션, 2010.

〈다윗: 현실에 뿌리박은 영성〉, 유진 피터슨 지음, 이종태 옮김, 한국기독학생회출판부, 1999.

〈당신의 암은 가짜암이다〉, 곤도 마코토 지음, 장경환 옮김, 문예춘추사, 2014.

〈당질 영양소 이야기〉, 김상태 지음, 엠엘커뮤니케이션, 2007.

〈도해 사암오행침〉, 편저 이병국, 도서출판 현대침구원, 1989.

〈동의보감〉, 동의과학 연구소, 휴머니스트, 2008.

〈동의수세보원 주석〉, 한동석 저, 대원출판, 2006.

〈미슬토 주사요법〉, 김태식, 한현수 지음, 중앙생활사, 2012.

〈매피톤 건강법〉, Dr.Philip Maffetone, 역자 인창식, 고려의학, 2004.

〈면역학 일러스트 맵, 鳥山一〉, 강호일 역, 월드사이언스, 2009.

〈몸을 두드려 마음을 치료하는 TFT 5분 요법〉, 로저 J. 칼라한 지음, 이한기 옮김,
정신세계사, 2002.

〈바른태〉, 정원진, 유성열 지음, 웰빙하는 사람들, 2005.

〈박정수 교수의 갑상선암 이야기〉, 박정수 지음, 지누, 2012.

〈밥상이 썩었다. 당신의 몸이 썩고 있다〉, 강순남 지음, 소금나무, 2005.

〈발도르프 학교와 그 정신〉, 루돌프 슈타이너, 최혜경 옮김, 밝은 누리, 2006.

〈보다의심리학〉, 나카야 요헤이, 후지모토 고이치 지음, 21세기 북스, 2014.

〈불가능은 없다〉, Michio Kaku, 박병철 옮김, 김영사, 2008.

〈부처의 길, 팔정도〉, 헤네폴라 구나라타나 스님 지음, 오원탁 옮김, 아름드리미디어, 1998.

〈분자 세포 생물학〉, 대표역자 이한웅, 월드 사이언스, 2015.

〈분자생물학 유전체 기능의 원리〉, Craig·Cohen-Fix Green·Greider·Storz· Wolberger 공저, 강창원·서연수·설재홍·유주연·최길주 공역, 홍릉과학출판사, 2014.

〈붓다의 밥상〉, 카르멘유엔 지음, 강태헌 옮김, 파피에, 2007.

〈병고치는 의료, 사람죽이는 의료〉, 오노데라 도키오 지음, 김경희 옮김, 태웅출판사, 1994.

〈병원마케팅〉, 박창식 지음, 펴냄흥, 1999.

〈비타민 C, 항암의 비밀〉, 하병근 지음, 페기수스, 2010.

〈빛의 힐링 몸과 마음의 치유(상)〉, Benjamin A. Pierce 지음, 김경진 옮김, 대원출판, 2003.

〈빛깔 프라닉 힐링〉, 마스터 조곡쉬 지음, 서강익 옮김, 초롱, 2003.

〈산소에 답이 있다〉, 윤타호 지음, 행복나무, 2013.

〈선의 나침반〉, 숭산 지음, 허문영 옮김, 열림원, 2001.

〈생로병사의 비밀, 대장암〉, KBS 제작팀, 경향미디어, 2010.

〈생각 버리기 연습〉, 코이케 류노스케 지음, 유윤한 옮김, 21세기 북스, 2010.

〈색채의 본질〉, 루돌프 슈타이너, 양억관, 타카하시 이와오 옮김. 물병자리, 1997.

〈석문호흡〉, 도화재 지음, 석문출판사, 2006.

〈성공의 문을 여는 마스터 키〉, 찰스해낼 지음, 김우열 옮김, 샨티, 2005.

〈신과 나눈 이야기〉, 닐 도날드 월쉬, 조경숙, 아름드리, 2002.

〈암, 꼭 알아야할 치료 영양가이드〉, 분당서울대학교병원 지음, 삼호미디어, 2013.

〈암의 재발과 전이를 억제시키는 통합의학적 암 치료 프로그램〉, 최옥병·박성주· 양영철 지음, (주)건강신문사, 2012.

〈암 치료백과〉, 마쿠우치마사토시, 박상은 지음, 김진경 옮김, (주)우듬지, 2006.

〈암의 생물학〉, Robert A. Weinberg 지음, 이한웅 외 옮김, 월드사이언스, 2012.

〈암중모색, 암을 이긴 사람들의 비밀〉, KBS〈생로병사의 비밀〉제작팀 지음, 비타북스, 2006.

〈암 재발, 더 이상은 없다〉, 후쿠다 카즈노리 지음, 신정현 옮김, 삼호미디어, 2007.

〈암을 이기는 면역치료〉, 홍기웅 지음, NK바이오, 전나무숲, 2009.

〈암을 극복한 33인의 증언〉, 최장일 지음, 월간 '암', 2009.

〈암을 이기는 항암 밥상〉, 이승혁 지음, 건강다이제스트사, 2013.

〈암세포가 사라졌다〉, BRM 연구소 지음, 예일비알엠, 2005.

〈암, 생과사의 수수께끼에 도전한다〉, 다치바나 다카시 지음, 이규원 옮김, 청어람
미디어, 2013.

〈암은 정복된다〉, 이영숙 지음, 제이프로, 1999.

〈암 치료혁명〉, 김동석 지음, 상상출판, 2013.

〈암, 치료로 살해당하지 않는 7가지 방법〉, 곤도 마코토 지음, 박정임, 맛있는 책, 2014.

〈암, 체질을 바꾸는 기적의 식습관〉, 와타요 다카호 지음, 신유희 옮김, 위즈덤스타일, 2012.

〈암과 싸우지 말고 친구가 되라〉, 한만청 지음, 센추리원, 2012.

〈암환자를 구하는 제 4의 치료〉, 요시미즈 노부히로 지음, 편집팀 옮김, 자연과 생명, 2010.

〈응용근신경학〉, David Leaf, 대한응용근신경학연구회 옮김, 신흥메드 사이언스, 2014.

〈음양오행으로 가는길〉, 어윤형·전창선 지음, 도서출판 세기, 1998.

〈이기적유전자〉, Richard Dawkins 지음, 홍영남·이상임 옮김, 을유문화사, 1993.

〈인간에 대한 보편적인 앎〉, 루돌프 슈타이너 지음, 최혜경 옮김, 밝은누리, 2007.

〈임상 신경학〉, Kenneth W. Lindsay Ian Bone, 이광우 편저, 고려의학, 2002.

〈우리안의 우주〉, 닐 투록 지음, 이강환 옮김, 시공사, 2013.

〈유방암〉, KBS 〈생로병사의 비밀〉 제작팀, 이경묵 PD 지음, 경향미디어, 2010.

〈유방암, 진료실에서 못다한 이야기〉, 양정현 지음, 건강신문사, 2010.

〈유전학의 이해〉, Benjamin A. Pierce 지음, 전상학 외 옮김, 라이프 사이언스, 2009.

〈육조단경〉, 원순, 열린마음, 2005.

〈위암〉, KBS 〈생로병사의 비밀〉 제작팀, 김정수 PD 지음, 경향미디어, 2010.

〈위암가이드〉, 박조현 지음, 국일미디어, 2007.

〈원적외선 치료의 실제〉, 야마자키 도시코 지음, 정종원·오장근·박완서 옮김, 한국
적외선응용연구소, 1996

〈장기려(우리곁에살다간 성자)〉, 김은식 지음, 봄나무, 2006.

〈주화론〉, 최원철 지음, 경희대학교 출판문화원, 2011.

〈죽음의 기술〉, 피터 펜윅·엘리자베스 펜윅 지음, 정명진 옮김, 2008.

〈중력·우주를 지배하는 힘〉, 오구리히로시 지음, 박용태 옮김, 도서출판 지양사, 2013.

〈조사선의 실천과 사상〉, 김태완 지음, 장경각, 2001.

〈질병의 종말〉, 데이비드 B. 이구스 지음, 김영설 옮김, 청림라이프, 2012.

〈차 한잔의 선물〉, 자영스님 지음, 미네르바, 2011.

〈창세기의 족보〉, 박윤식 지음, 휘선, 2007.

〈치과가 종합병원?〉, 황영구 지음, 삶과 꿈, 2010.

〈천명을 깨닫게 해주는 사상의학〉, 이수완 지음, 이가출판사, 2007.

〈초음파를 이용한 신경블록〉, Ban C.H.Tsui 윤덕미 외 옮김, 군자출판사, 2008.

〈카이로프랙틱의학〉, 다니엘 C. 처킨, 김종규 외 옮김, 청솔의학, 1999.

〈키크기 프로젝트〉, 아이&맘. 편작한의원, 선. 미디어, 2007.

참고문헌

〈하버드핵심약리학〉, 김인겸 외 38명, E*PUBLIC, 2008

〈학습 8 체질의학〉, 이강재 엮음, 행림서원, 2009.

〈한의학(기공)과 초능력〉, 김완희 지음, 백산출판사, 1997

〈항암〉, 다비드 세르방 - 슈레베르 박사, 권지현 옮김, 문학세계사, 2008.

〈항암면역식품 AHCC의 모든것〉, 모리소이찌로 지음, 김건종 옮김, 기능식품신문, 2010.

〈항암〉, David Servan-Schreiber, 권지현 옮김, 문학세계사, 2008.

〈호오포노포노의 지혜〉, 이하레아카라 휴렌 사쿠라바 마사후미 지음, 이은정 옮김, 눈과 마음, 2009.

〈흔적이 없이 사는 새〉, 황벽스님, 수불스님 지음, 김영사, 2014.

〈행복은 전염된다〉, Nicholas A. Christakis, James H. Fowler 지음, 이충호 옮김, 김영사, 2010.

〈황제내경, 인간의 몸을 읽다〉, 장치정, 오수현 옮김, 판미동, 2015.

〈토종의학 암 다스리기〉, 김인택·박천수 지음, 태일 출판사, 1997.

〈통증박사 안강입니다〉, 안강 지음, 김영사, 2013.

〈통증없이 산다〉, 피트 에고스큐, 로저 기틴스 지음, 박성환, 한은희 옮김, 한언, 2006.

〈통증의학〉, 대한통증의학회 오흥근 지음, 장주연 옮김, 군자출판사, 1995.

〈틱낫한 스님의 금강경〉, 틱낫한 지음, 양미성, 김동원 옮김, 장경각, 2004.

〈통증의 기전과 치료〉, Rene Cailliet 지음, 김병직 외, 영문출판사, 1999.

〈통증클리닉〉, 차영덕 지음, 군자출판사, 1995.

*일러스트 삽화는 〈암의 생물학〉과, 〈구글〉과 〈네이버〉 참조

* 내가 쓴 암에 관한 1부와 2부의 내용은 여러 서적을 참고하였고 내가 환자들을 치료하면서 경험했던 것을 더하였다. 특히 로버트 와인버그 박사의 〈암의 생물학〉과 박문호 박사의 〈뇌, 생각의 출현〉과 〈뇌에 관한 모든것〉에서 많은 내용을 발췌하여 저술했다. 박문호 선생님과 로버트 와인버그 선생님에게 감사한다.

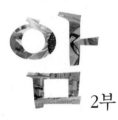

암 2부

초판발행 | 2016년 11월

지은이 | 김준서
그림 | 김준서, 김성민, 박지순 그 외
사진 | 김상아
감수 | 서병조, 원영숙
편집 디자인 | 이아로
발행처 | 도서출판 동천
조판·인쇄 | new century 21
주소 | (158-848) 서울 양천구 신남길 14
전화 | 010-7701-3770
팩스 | 02-6409-6465
출판등록 | 제 2011-000079호

 ISBN   979-11-85963-49-5
 ISBN   979-11-85963-50-1(세트)